常见心理卫生问题防治

闫保华 张 华 安花花◎主编

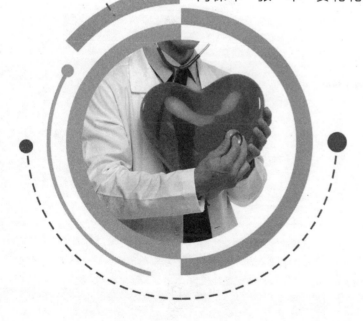

四川科学技术出版社

图书在版编目（CIP）数据

常见心理卫生问题防治 / 闫保华，张华，安花花主编 . -- 成都：四川科学技术出版社，2023.7（2024.7 重印）
ISBN 978-7-5727-1051-3

Ⅰ. ①常… Ⅱ. ①闫… ②张… ③安… Ⅲ. ①心理健康 Ⅳ. ① R395.6

中国国家版本馆 CIP 数据核字（2023）第 124136 号

常见心理卫生问题防治
CHANGJIAN XINLI WEISHENG WENTI FANGZHI

主　　编　闫保华　张　华　安花花

出 品 人　程佳月
责任编辑　李　珉
助理编辑　翟博洋
封面设计　星辰创意
责任出版　欧晓春
出版发行　四川科学技术出版社
　　　　　成都市锦江区三色路 238 号　邮政编码 610023
　　　　　官方微博 http://weibo.com/sckjcbs
　　　　　官方微信公众号 sckjcbs
　　　　　传真 028-86361756
成品尺寸　185 mm × 260 mm
印　　张　6.75
字　　数　160 千
印　　刷　三河市嵩川印刷有限公司
版　　次　2023 年 7 月第 1 版
印　　次　2024 年 7 月第 2 次印刷
定　　价　50.00 元
ISBN 978-7-5727-1051-3
邮　　购：成都市锦江区三色路 238 号新华之星 A 座 25 层　邮政编码：610023
电　　话：028-86361770

PREFACE
前 言

　　判断人健康的标准不仅是躯体没有疾病，同时还要具备心理健康、社会适应良好和道德品德良好等条件。因此，现代人健康的概念应包括躯体健康、心理健康、社会健康、智力健康、道德健康等内容。

　　现代社会的发展和社会环境的变化，使心理社会因素对健康和疾病的影响日益增强，与心理社会因素有关的疾病日趋增多。但部分临床医生、护士对精神卫生知识不熟悉，把许多精神疾病的病理现象或者器质性疾病心理反应当成正常的心理反应。因此，有必要提高临床医护人员对精神卫生问题的识别能力，只有获得了这方面的能力，医护人员才可以更加有效地按照科学的规律做好患者的心理治疗和护理，根据患者的心理特点，因势利导地做好工作，进一步提高医疗质量，促进患者康复。

　　对临床心理医生来说，心理学和精神医学知识缺一不可，因为临床心理医生需根据本质属性对就诊者所述及的复杂症状进行鉴别，其重点之一就是应该识别出患者是一般的心理障碍还是精神病性障碍，两者的治疗是完全不同的。前者以心理治疗为主，后者需要借助精神病药物治疗，如果对其本质属性判断不明将导致治疗错位，给患者带来严重的后果。

　　本书介绍了心理的生理基础、心理过程、心理障碍的预防与自我调节，并围绕常见心理卫生问题的诊断与治疗进行论述，遵循专业与综合兼顾的原则，除适合心理医生阅读外，也考虑了全科医生及热衷于心理卫生专业者的需要。希望本书的出版对防治心理卫生问题起到一定的促进作用。

CONTENTS
目 录

第一章　心理的生理基础

第一节　心理现象及其本质

人的心理现象是心理活动的表现形式，是在心理活动发生、发展、变化过程中所表现出来的形态、特征与联系的综合体现，它兼有自然属性和社会属性。一个正常人可以看电视、听音乐、记忆知识、思考问题，有自己的喜怒哀乐和性格等，这些都属于心理现象。

一、心理现象的内容

根据《心理学》，从心理现象的活动性出发，把心理现象分为两大范畴，即心理过程和个性心理。

（一）心理过程

心理过程包含的心理现象各具特色，且都具瞬息万变的流动性，故又被称为心理活动。而根据心理过程在反映活动中的各种特点，它们又被分为三种反映类型，即认知、情绪、意志。认知活动着重反映对象本身的特征，其反映更理性和冷静。情绪则着重反映对象与反映主体的需要之间的关系，是一种与需要相连的内心感受，因需要涉及利害，故其反映带有明显的个人好恶，是有色有温的反映。意志是借反映活动中产生的有关对象的愿望和目的，形成行动计划，并进而发动和组织行动，去实现其愿望和目的的反映过程。意志最集中地体现了人的心理反映的能动性，它使人的心理反映不仅能认识世界，亦能影响现实世界或创造未来世界。

（二）个性心理

个性心理包含的心理现象也各具特色，但都呈相对静态。由于人一旦形成个性，其心理活动便具有了独特的风格，故个性又被称为人格。而根据个性所发挥的功能的不同，又将其分为三个结构部分，即个性倾向性、个性心理特征及自我意识。个性倾向性因其所包含的心理现象充满能量而成为人格的动力系统；个性心理特征是由心理活动经常且稳定地表现出来的特征所组成，因此成为人格的特征系统；自我意识则因其对自身的能动反映成为人格的调控系统。

二、心理现象的本质

（一）心理是大脑的功能

1. 心理和大脑在发育和成熟上的相关性

以研究人的认知发展著称的心理学家皮亚杰为代表，通过对儿童进行的大量观察试验发现了心理和大脑在发育和成熟方面的高相关性。这些观察试验也帮助揭示了心理是大脑的功能。

2. 心理和大脑存在复杂的相关性

无论对宏观世界，还是对微观世界，心理的反映都无远弗届。所以，文学家会说："比陆地辽阔的是大海，比大海宽阔的是天空，比天空辽阔的是人的心灵。"心灵的反映能力远比现代科学所能创造的任何计算机系统都强大。而认知神经科学则告诉我们这是因为产生心理的大脑具有无比复杂、精巧、神奇的结构。

大脑通过神经反射产生心理，并借心理进行反映活动，通过反映活动达到认识世界和改造世界的目的。完整的神经反射弧包括五个环节，即感受器、传入神经、中枢神经、传出神经、外周器官。心理是中枢神经在加工处理输入和输出信息的过程中产生的。然而，心理与大脑结构及功能的关系仍具争议。心理行为活动的状态也可能影响大脑的神经活动。

（二）心理是大脑对客观现实主观、能动的反映

心理是大脑的功能，心理现象是反映现象，心理活动是反映活动。但反映现象并非心理独有的现象，事实上，反映是物质的普遍属性。生命体的反映主动、灵活、富应变性，而且随着生命进化形式的提升，这种属性更加显著。

心理是在神经反射的过程中产生的，故心理反映只发生在具有神经反射的动物身上。换言之，只有当动物的神经组织能够产生典型意义的神经反射时，才能产生心理水平的反映活动。试验证明具有心理反映的最低等动物是环节动物门，如蚯蚓。试验发现蚯蚓能建立神经条件反射，即对具有生物学意义的刺激信号做出反应。而这种反应就属于简单的心理反映。

然而，动物心理还需经历一个漫长的进化过程，才能由低级发展到高级，并最终飞跃到人的意识反映水平。动物心理的进化可分三个阶段，即感觉阶段、知觉阶段、思维萌芽阶段。它们分别是无脊椎动物、低等脊椎动物、高等脊椎动物的哺乳类灵长目（类人猿即黑猩猩）的主要心理反映形式。而动物心理飞跃到人的心理，即意识水平的反映，则与语言的介入有着密切的关系。因为意识是借助语言载体的反映。语言则以其词汇的概括性帮助意识实现了反映的概括性和间接性。

作为反映现象的心理具有三个特性，即客观性、主观性和能动性。客观性是说任何反映皆空穴来风，都与客观世界有着这样、那样的联系，即便是神话这样的心理产物，其想

象的素材仍源于客观世界。主观性是说反映与反映物既相同又不全同，这里既有属性的不同，如杯子与其在人脑中的反映，前者是物质性的，后者是精神性的；又有折射现象的存在，如情人眼里出西施。能动性是说反映往往离不开活动。一方面，有时反映离开活动就无法进行，如不下水游泳便很难学会游泳；另一方面，反映往往会反作用于活动，如有时认知反映的正确性能决定活动的成败，而情绪反映的性质则能影响活动的效率。

第二节　心理与神经系统

一、中枢神经系统和心理

（一）脑结构与心理关系的几种假说

脑是产生心理的器官，是一切精神活动的物质基础。客观现实是心理活动的内容和源泉，没有客观现实就没有心理。长期以来，诸多心理活动与脑的机制的研究从未间断，并提出了许多假说。

1. 颅相学说

19 世纪初，解剖学家加尔为了探索脑与心理的关系，开始研究不同部位脑的机能。加尔和斯柏兹姆首次提出关于大脑皮质机能定位的观点。在对各种类型人（包括囚犯、著名学者、文学家等）的颅骨外部特征进行分析后，提出了颅相学理论。加尔认为，人脑有人性、位置、模仿等 42 种情感和智慧官能，这些官能对应颅骨的不同位置。虽然加尔所认为的颅骨外形可以反映脑的某一部分的发达程度，可以根据人的颅骨形态来判断人们的性格和智力发展水平这一观点显得荒谬，但却促使人们对大脑皮质的机能进行深入的研究，这可以看作脑机能定位学说的雏形。

2. 脑机能定位学说

虽然有关高级心理功能和脑的关系或在脑中定位的记载早在古代就有出现，但真正的定位学说开始于 1861 年布洛卡对失语症患者的研究。他发现他的一位患者的失语症与左脑额叶后部病变有关，推动了脑机能定位的研究。1874 年威尔尼克描述一位左颞上回后部病变的患者产生了对语言理解的困难。而 20 世纪四五十年代，加拿大神经外科医生潘菲尔德对脑损伤患者的研究大大促进了脑机能定位学说的发展，他用微弱电流刺激颞叶时，患者回忆起童年的事情，发现颞叶与记忆有关。现代神经生理学中关于脑干网状结构是觉醒和睡眠中枢的理论，以及海马与记忆有关、下丘脑与进食饮水有关等相继被发现，都是脑机能定位学说的重要依据。

3. 脑机能整体学说

进入 19 世纪后，由于显微镜的发明和细胞染色体的发现，细胞被认为是构成生物体的基本单位。科学的脑生理学的创始者法国的弗洛伦斯反对机械定位论，为了推翻颅相学的伪科学，他用动物（鸟类）做实验，通过精确的手术对脑的两半球、小脑、四叠体、延髓等神经结构部分进行摘除，观察这些动物的行为表现，发现无论先切除哪些脑组织，其后果都完全一样。他认为，脑是作为一个统一的整体发挥作用的，而没有功能定位，由此创立了脑功能整体学说。弗洛伦斯认为所有大脑的组织都是等势的或等能的，只要有足够的脑组织存留，损伤后剩下的脑组织就能取代失去的脑组织的功能。他认为脑是作为统一整体进行工作的。

1917 年，拉什利以白鼠为研究对象，运用脑损伤技术进行了一系列迷宫实验。他发现，迷宫实验中白鼠记忆障碍的严重程度与脑损伤的部位无关，而与损伤面积的大小相关。拉什利由此提出，大脑是作为整体发生作用的，学习活动的效率与大脑损伤的面积大小有关，与损伤部位无关，称为整体作用原则。所有相关的皮质脑区在记忆存储中起相同的作用，称为等势原则。另外，英国神经学家杰克森认为，复杂的大脑功能活动需要多个脑区参与完成，大脑多个区域参与复杂功能的实施，它们涉及知觉、行动和言语等。

4. 机能系统学说

脑的结构和功能都非常复杂，心理学家鲁利亚指出，可用比较解剖法、脑局部刺激法和脑组织损伤法三个方法来研究脑的功能和组织。他提出三个基本机能系统的假说，认为所有心理过程都是由脑的三个机能系统协同完成，每个系统都有分层次的结构，并且至少是由彼此重叠的三种类型的皮质组成。尽管现在对脑机能的区分越来越精细，但这一分法的基本原则至今仍有其指导意义。

（1）大脑的三级皮质区

①一级皮质区，又称初级投射区。包括额叶中央前回的初级运动区、顶叶中央后回的初级躯体感觉区、枕叶后部的初级视觉区和颞叶上部的初级听觉区。其主要结构是皮质第Ⅳ、Ⅴ层神经元。一级皮质区的功能具有高度的模式特异性，它只对刺激的某些特征起反应，专门接收外周各种感受器传入的信息（听、视、体感）和专门发送运动的指令。在皮质局部解剖上有规则的定位，如下肢的感觉投射到对侧中央后回的上内侧部。损伤这些区域可引起特殊的感觉和运动功能障碍。此外，一级皮质区与保持皮质的觉醒状态也有联系。

②二级皮质区，又称投射 - 联络区。皮质的每个一级皮质区上增生二级皮质区，包括位于枕叶前部和颞叶前下部的视觉区、位于颞上回和颞中回的听觉联合皮质、位于顶上小叶的躯体感觉联合皮质以及位于额叶的前运动区和辅助运动区。其结构主要是皮质第Ⅱ、Ⅲ层神经元，这些短突触细胞不向远处传递，但能为皮质联合、联系打下基础。对于皮质后部来说，其一级皮质区与感觉有关，而二级皮质区与知觉和认识有关。二级皮质区能对

接收到的信息进行整合，对感觉经验进行加工和储存。二级皮质区保持通道特异性，即脑某部分二级皮质区受损，只会引起某种感觉的认识和知觉障碍。对皮质前部来说，二级皮质区与皮质下组织的投射联系是锥体外系的重要组成部分，从而保障机体活动在环境中的指向性和协调性。

③三级皮质区，又称重叠区或多通道联合区。分前后两大部分。大脑后部的三级皮质区位于顶、枕、颞二级皮质区的交界处，其主要功能是对各种感觉信息进行整合，并与记忆有关。大脑前部的三级皮质区位于前额叶，它不但是运动系统的最高级机能区，也是边缘系统的高级控制区。前额叶的主要功能与目的性、指向性活动有关，负责对行为进行组织、计划，实现有意识的活动。研究提示，前额叶还是工作记忆中央执行系统的解剖基础，左前额叶参与工作记忆的加工作业。三级皮质区已失去通道特异性，损伤三级皮质区并不能引起特异的感知觉功能障碍，也不会引起瘫痪，但会丧失对多种信息的综合分析和行为的计划组织能力，出现失认、失用、语言理解和表达障碍、工作记忆障碍甚至人格方面的改变。三级皮质区在人脑中得到高度发展，可能是人类心理活动有别于其他动物的一个重要因素。

（2）脑的三个基本机能系统。国内外对于心理机能定位于大脑皮质有限区域现象的研究，在大脑皮质上找到了诸如理解中枢、书写中枢、阅读中枢、空间定向中枢等。鲁利亚认为，脑是复杂的动态机能系统，通过脑的生理功能，可知任何心理活动，如认知、思维、推理、语言等，但是它们都不是脑的某一区域特定细胞群的直接功能，而是各脑区协同工作所形成的复杂系统功能。基于这种认识，鲁利亚提出三个基本机能系统的假说：a. 调节激活与维持觉醒状态的系统；b. 信息的接收、加工和储存的系统；c. 编制行为程序、调节和控制行为的系统。鲁利亚认为所有心理过程都是由脑的这三个机能系统协同完成的，每个系统都有分层次的结构，并且提出至少是由彼此重叠的三种类型的皮质区组成的假说。三个机能系统在正常情况下并不是独立工作的，比如，视觉功能主要依赖于视觉皮质（属于第二个机能系统），但视觉皮质单独工作并不能很好地完成视觉任务，必须在三个系统的联合作用下才能正常工作。第一个机能系统保证必要的皮质紧张度和维持一定的觉醒水平，第二个机能系统实现对通过视神经进入大脑的视觉信息进行分析和综合，而第三个机能系统保证有目的地探索，比如眼睛随着注视目标的运动等。

①调节紧张度与维持觉醒状态的系统：最佳的大脑皮质觉醒状态是保证心理活动的必要条件。在最适宜的觉醒状态下，人才能够最好地接收信息和对信息进行加工，并且从储存的记忆中选出与当前有关联的信息加以比较，以加深对当前事物的认识。在认识的基础上制订计划、编制程序和发动行动，在行动的过程中不断调整与校正，保证随意运动的方向性和目的性。保证与调节大脑皮质紧张度和维持觉醒状态的器官主要是脑干网状结构，通过上行网状系统激活并保持皮质的紧张度，同时通过下行网状系统使脑干部位接受大脑

皮质的调节。网状结构与大脑皮质高级部位之间的紧密联系构成了脑的第一个机能系统。

②信息接收、加工和储存的系统：这一机能系统位于皮质的后部、新皮质表面，以一般感觉区、枕区、听区等一级皮质区为此系统结构的基础，并包括包围这些一级皮质区的二级皮质区以及在顶、枕、颞重叠部位的脑后部三级皮质区，同时还包括部分皮质下神经组织。这些部位构成了脑的第二个机能系统。这一系统的功能是接收各种感受器传来的信息，并对其进行加工、储存，也就是对外界事物进行感知、记忆等活动的脑机能结构系统。

③编制行为程序、调节和控制行为系统：信息的接收、加工和储存，只构成心理活动的一方面，另一方面是机体需要组织有意识、有目的的活动。这种活动计划的制订、调节和控制的功能，是由大脑的第三个机能系统完成的。此系统位于大脑半球前部，最重要的部分是额叶，尤其是前额部，还包括运动区及皮质下的一些结构。人不是被动地对输入的信息起反应，而是要建立意图，形成自己行动的计划和程序，监视动作和调节行动，使行为能适合计划和程序，在行动过程中不断地把行为的效果反馈给大脑，并与原来的意图对照，不断纠正错误、校正行为。这一机能系统的特点是由三级皮质区和二级皮质区制订程序，将运动程序传递到一级皮质区，一级皮质区是执行器官，由此将精确行为的神经冲动指令发往外周。

5. 大脑功能一侧化

大脑功能一侧化理论认为大脑左右半球在功能上存在专门化或不对称性。

19世纪中叶，人们发现大脑左半球受损后会出现失语症，而右半球受损似乎没有影响。20世纪30年代，人们对右脑损伤患者进行能力测验，发现右脑受损患者完成视觉空间操作任务（如拼图、搭积木等）的成绩较差，这些患者还可能丧失音乐能力（失乐症）。自此，人们认识到大脑左右半球的能力存在差异。

20世纪60年代初，为了控制顽固性癫痫患者的病灶在大脑两半球之间扩散，美国神经心理学家斯佩里对患者进行了胼胝体割裂手术，割裂手术后，患者大脑左右半球对对侧半球的活动情况毫不知情，故称为"裂脑人"。斯佩里对该类患者进行了大量的感知觉等研究，基于研究结果，斯佩里提出"裂脑人"的左右半球均存在知觉、记忆、学习和情感活动，它们各自存在独立的"意识流"。后来的研究结果加入了一些新的观点，大脑左右半球的功能一侧化不能简单地在言语与非言语功能上划界，另外，大脑左右半球之间可以通过胼胝体进行信息的交流，在分工的基础上也存在动态的相互作用。

6. 模块学说

受计算机编程和硬件模块的启发，20世纪80年代中期，认知科学家福多尔提出了有关脑结构和功能关系的模块学说，他认为人脑在结构和功能上是由高度专门化并相对独立的模块组成。这些模块复杂而巧妙的结合是实现复杂而精细的认知功能的基础。近年来，由于计算机技术和人脑功能成像技术的发展，人们得以直接观察脑功能动态变化过程，获取脑功能动态变化的生理参数。认知神经科学的许多研究成果支持脑功能的模块学说。如在研究比较成熟的视觉领域中，发现颜色、运动和形状知觉在功能上属于不同的模块，分别定位于不同的脑区，它们之间相互分工又密切合作。这些脑功能模块在形态学上可能是彼此重叠或部分重叠的脑神经网络，组成这些网络的脑结构存在一定程度的动态变化，其变化取决于个体与环境的交互作用。

7. 神经网络学说

神经网络学说是在神经科学和认知神经科学的快速发展过程中诞生的。格施温德是较早采用神经网络观点来描述人类语言的产生的神经科学家。人类的心理现象，尤其是高级复杂的认知活动，如记忆、面孔识别等，是由不同脑区协同活动构成的神经网络实现的，这些脑区组成的动态神经网络构建了人类复杂认知活动的神经物质基础。随着神经成像分析技术的不断发展，研究者们不仅能精确分析不同脑区的特定功能，也能分析不同脑区之间的功能联结及相互影响，为神经网络在特定认知活动中发挥的作用提供证据支持。

（二）认知神经科学

研究知觉、行动、记忆、语言和选择性注意等，以阐明心理活动的脑机制，已经成为认知神经科学与心理生理学的热点研究领域。

1. 情绪与情绪调控的神经基础

情绪的产生和调节依赖于中枢神经系统复杂的生物学机制，情绪反应的特点很大程度上取决于下丘脑、边缘系统和脑干网状结构的功能，大脑皮质则对皮质下中枢的活动起调节作用。近年来关于恐惧、厌恶、愤怒、惊讶、愉快、悲伤六种基本情绪识别的神经基础的研究逐渐增多。

研究发现，当个体产生恐惧体验时，海马、杏仁核、前额皮质这三个脑区在起作用；通过脑损伤和 FMRI 等手段发现，厌恶情绪激活的脑区有脑岛、基底神经节、纹状体；根据刺激的不同，激活的脑区也有所区别，负性刺激物激活的脑区为杏仁核右腹侧，而正性刺激物激活的脑区为腹内侧前额皮质；在悲伤的情绪中，前额皮质中部、额下回、颞上回、楔前叶、杏仁核、丘脑等活动都有所增强；在愉快的情绪下参与活动的脑区有下丘脑、前额皮质、杏仁核、腹侧纹状体、额前回、前额叶背外侧、后扣带回、颞叶、海马、丘脑、尾状核；对于愤怒的研究表明，愤怒与杏仁核有密切的关系，但是目前更多的是把愤怒和恐惧联系在一起研究，单纯研究愤怒脑机制的很少，也不成熟，有人认为与额叶、前扣带回有关。

由于对情绪的中枢生理过程的研究取得进展，人们注意到，利用这些知识来改变脑部的某些结构，有可能改善某些情绪严重障碍患者的症状，从而在 20 世纪出现了神经外科学。

例如，对颞叶癫痫患者实施前额叶切除术或选择性海马、杏仁核切除术；对难治性抑郁症、双相情感障碍、强迫症和顽固性疼痛等患者实施扣带回立体定向毁损术等。

病理学家塞里认为，应激是机体在各种内外环境因素刺激下出现的非特异性反应，引起不愉快的事件或者愉快的事件都可能成为应激源。他提出一般性适应综合征来描述个体在面对各种应激刺激时出现的非特异性反应过程，包括警觉反应、抵抗和耗竭三个阶段。在应激过程中，一般会引起自主神经系统的快速反应，随后出现下丘脑–垂体–肾上腺轴的缓慢反应。

2. 注意的神经基础

人在注意某些问题时，大脑皮质相应区域就会产生一个优势兴奋中心。它是大脑皮质对当前刺激进行分析结合的核心，在优势兴奋中心内，旧的暂时神经联系容易恢复，新的暂时神经联系容易形成和分化，能对客观事物产生清晰而完善的反应，这就是"注意"。注意和其他心理现象一样，是由神经系统不同层次、不同脑区协同活动来完成的。注意的生理理论包括朝向反射理论、神经活动模式匹配理论、丘脑网状核闸门理论。俄国科学家巴甫洛夫通过在实验室中观察狗的条件反射最早发现朝向反射这一现象，朝向反射是由环境中新异刺激引发的一种机体反射活动，表现为机体的现行活动突然停止，头面部甚至整个身体都转向新异刺激出现的方向，并通过眼、耳等感官探究新异刺激的性质及其对自身机体的意义。定向反射特异的生理变化包含某些认知加工和情绪反应成分，从形式上来讲与注意的初级形式——无意注意有一定的相似之处。苏联学者索科洛夫提出了神经活动模式匹配理论，认为无意的朝向反射是一个包括许多脑结构活动在内的复杂系统的功能表现，其直接原因是在新异刺激下形成的新的刺激模式与先前相关的神经系统活动模式之间不匹配。斯金纳和英林试图阐明无意注意与有意注意及其相互转换的神经机制，并提出了丘脑网状核闸门理论，该理论认为中脑网状结构弥散着调节脑的活动，是无意注意的基础，而内侧丘脑—额叶系统对无关刺激引起的神经信息发生抑制作用，从而调节有意注意。在无意注意和有意注意两个机能系统中，丘脑网状核起闸门的作用，它控制着注意的选择机制。

罗伯逊等人研究指出，脑外伤导致额叶和大脑髓质损伤的患者存在严重的注意和专注方面的障碍。罗伯逊等设计了一个任务，即对反应任务的持久性注意，评估这些患者产生动作失误的去向，该任务是向这些患者呈现一长串随机的数字，需对除了"数字3"以外的其他所有数字做出按键反应。不能控制对"数字3"的按键反应就是动作失误。结果发现这些患者动作失误的概率比正常对照组高出很多，并且患者症状的病理性严重程度与动作失误量呈正相关。罗伯逊等的发现说明额叶和大脑髓质在持久性注意中起着重要作用。

丘脑等部位的活动也控制着注意的转移和注意对象的选择，如果脑干和丘脑等部位受损则会造成注意的破坏，严重时会对周围的一切完全丧失注意。

3. 记忆的神经基础

记忆是脑的功能，现代研究发现，许多脑的部位都参与记忆活动。颞叶中对记忆存储特别重要的结构是海马，海马似乎是长时记忆的暂时储存场所，对信息进行为期数周、数月的加工，然后将这些信息传输到大脑皮质有关部位进行更长时间的储存，这些记忆再通过前额皮质的记忆活动表达出来。人脑能够储存大量信息，但只储存是没有任何价值的，重要的是要让记忆的信息服务于正在进行的任务加工，工作记忆为此提供了一个有用的加工平台。前额叶可能是工作记忆的信息暂存、编码和激活的关键部位。对人类工作记忆脑机制的神经功能成像研究显示，前额皮质与后部脑区都参与了对工作记忆的信息存储、维持或复述和执行过程。另外，言语和空间工作记忆的脑系统是相互分离的，且存在大脑两半球的功能不对称现象。

二、周围神经系统与心理

周围神经系统，也称外周神经系统，是神经系统的外周部分，由遍布全身的神经组成。它的一端与脑或脊髓相连，另一端通过各种末梢装置与机体其他器官、系统相联系。从解剖上看包括 12 对脑神经和 31 对脊神经，从功能上分为躯体神经系统和自主神经系统。躯体神经是到达感觉和运动器官的神经，中枢神经系统通过它们支配感觉器官和运动器官。自主神经又称自律神经，分为在功能上具有拮抗性质的交感神经（唤醒机体、调动机体能量）和副交感神经（使有机体恢复或维持安静状态，储存能量，维持平衡），是支配内脏器官的神经，分布在心脏、血管、呼吸器官、胃肠道平滑肌和腺体等内脏器官。自主神经通常不受意识的支配，但自主神经系统的活动与情绪密切相关，如愤怒、痛苦、悲伤常伴有明显的自主神经反应，并影响相应的内脏器官。

情绪的表达内容主要包括主观体验、外部表现（表情）和生理反应三个成分，其中生理反应成分广泛涉及自主神经系统及与其相关的内脏、血管、内分泌等器官、系统的功能。目前对情绪的研究主要有两种取向：维度观点和类型观点。维度观点认为情绪存在于某一连续体的不同节点上，如正性情绪与负性情绪；类型观点认为不同情绪是分类存在的，如埃克曼提出的基本情绪类型（愉快、悲伤、愤怒、恐惧、厌恶、惊奇）。无论哪种分类，学者们普遍认为不同情绪本身具有各自特异的自主神经反应模式。

由于自主神经系统活动保持着相对的自发性，它的表现通常不受主观意志的影响，与情绪的主观体验和外部表现相比，自主神经系统可以通过心率、呼吸、皮肤电阻、皮肤温度、血压、血氧饱和度等生理指标客观地反映其活动情况，因此通过记录自主神经系统反应的生理指标，对于判断情绪类型与强度具有重大的理论和实践意义。虽然目前尚无明确研究数据说明自主神经系统的具体作用模式，只能描述性地说明机体生理指标存在某种变化趋势。如悲伤情绪条件下心率减慢，手指温度升高，皮肤电阻下降；厌恶情绪条件下个体的心率减慢，皮肤电阻升高，手指温度下降。

第三节 心理与内分泌系统

内分泌系统由许多内分泌腺体组成，包括垂体、肾上腺、甲状腺、胰腺、性腺等，与机体生长发育、内环境平衡和心理活动有密切关系。

一、垂体

垂体为人体内最重要、最复杂的内分泌腺，是心理活动与生理反应相联结的关键器官之一。一方面它所产生的多种激素能调节其他腺体的分泌，另一方面其功能也受下丘脑的直接影响。

当垂体功能异常时，即激素分泌过多或减少时均会对机体产生不良的影响。如生长激素释放激素分泌过多，可导致肢端肥大症；若较早地分泌过多的促性腺激素释放激素，还可引起垂体促性腺激素的过早释放，导致中枢性早熟。垂体功能异常可伴发精神障碍，如情感不稳，包括易激惹、焦虑、不安、急躁等，以及精神萎靡、呆板迟钝、淡漠、少动寡言等。

二、肾上腺

肾上腺由肾上腺皮质和肾上腺髓质两部分组成。前者分泌皮质激素，主要调节体内营养物质的代谢。后者分泌儿茶酚胺类激素，同交感神经系统一起参与机体的应急反应。

当机体遇到刺激时，下丘脑在兴奋交感神经引起即刻反应的同时，通过交感神经节前通路直接刺激肾上腺分泌儿茶酚胺类激素，为交感神经活动提供支持。由于肾上腺释放的激素通过血液传递，其作用时间较长，从血液中的浓度达到最高值开始，有效时间可持续2小时左右。这就是为什么人在刺激因素消失后，情绪激动状态仍会持续一段时间，不会立刻随刺激消失而平复的原因之一。

三、甲状腺

甲状腺是人体最大的内分泌腺体，主要功能是合成甲状腺激素，受下丘脑－垂体－甲状腺轴的调控。

甲状腺素的功能是增加整体的基础代谢率，能促进细胞代谢，增加氧消耗，刺激组织生长、成熟和分化。若甲状腺素分泌不足，会出现精神迟钝、记忆减退、疲倦嗜睡等甲状腺功能减退症状。相反，若分泌过多，则出现精神亢奋、易怒、攻击性、失眠等甲状腺功能亢进症状。

在碘缺乏的地区常见碘缺乏病，如地方性甲状腺肿、克汀病。儿童在生长发育期若甲状腺激素分泌不足会导致呆小症。碘缺乏病同时伴有情感障碍，如反应迟钝和淡漠、对周围不关心、抑郁较躁狂多见。

四、性腺

男性和女性的性腺分别称为睾丸和卵巢。前者分泌雄激素（主要为睾酮），其主要功能是促进性腺及其附属结构的发育及副性征的出现，还有促进蛋白质合成的作用。后者分泌雌激素和孕酮，主要作用是促使女性生殖器官的发育，并促进女性第二性征的发育，如乳房和臀部脂肪的积累等。性激素分泌不足或过多都会引起内分泌紊乱，导致较大的情绪波动及不孕不育等现象，也与性心理障碍有一定的联系。

第四节　心理与遗传

遗传是指亲代将个体性状传递到子代的过程或现象。遗传是决定个体体表特征和生理特征的主要因素。在个体的心理特征上，遗传因素也具有一定的影响。心理学家为了研究心理与遗传的关系，常采用双生子研究、寄养儿童研究、家庭谱系研究和染色体研究等方法进行研究，研究表明智力、人格等心理特征和许多心理精神疾病都与遗传有关。

一、行为遗传学研究

行为遗传学是研究遗传规律的科学，是在遗传学、心理学、行为学和医学等学科发展的基础上形成的一门交叉学科。它以解释人类复杂的行为现象的遗传机制为研究的根本目标，探讨行为的起源、遗传对人类行为发展的影响，以及在行为形成过程中遗传和环境之间的交互作用。

20世纪初期，尚在遗传学发展早期的一些学者曾注意到行为与遗传的关系。60年代后期，行为遗传学逐渐发展为一门独立的学科。以美国的德尔布吕克和本泽以及英国的布伦纳为代表的一些分子生物学家陆续转向行为遗传学的研究。在人的行为遗传学研究中，双生子研究仍占有重要的位置。晕车、晕船、梦游、便秘、夜尿、睡眠中磨牙等行为在同卵双生儿中有很高的一致性，说明它们有遗传基础。

人类也有一些由于单个基因发生突变或染色体数目发生改变而造成的行为异常。例如严重的苯丙酮尿症患者智能低下、脑电波异常、步行困难。克氏综合征、特纳氏综合征患者的智力也都明显低于正常人。有研究发现染色体组型为XYY的男性进入青春期后性格容易变得凶暴，犯罪比例较高。

遗传因素在酒精依赖中起着重要作用，其遗传度估计为45%～65%。研究发现编码基因的罕见缺失与酒精依赖有关系。研究表明，早期接触成瘾药物可通过调控基因活性出现表观遗传机制，对成熟的神经元具有长效作用，从而增强成年后的成瘾易感性。成瘾药物可以调节染色体不同亚型组蛋白乙酰化水平、不同脱氧核糖核酸（DNA）的甲基化程度，从而改变染色体的空间结构，进而调节基因的表达导致成瘾，特别是 DNA 的甲基化改变的相对稳定性，可能是成瘾记忆长期存在的分子基础。同时，与成瘾相对的消退行为也受表观遗传学的调节。消退作为一种学习记忆过程，其学习记忆牵涉组蛋白修饰的基因转录和表达过程，这个过程可以被药物（如去乙酰化酶抑制剂）所改变。

行为遗传学的研究成就主要体现在传统的定量遗传学和分子遗传学两个方面。在定量遗传学方面，很多领域已经初步揭示了环境与遗传因素对行为影响程度的数量关系；在分子遗传学方面，现在掌握的鉴别 DNA 的各种技术和成果为今后更有效地在分子水平上探索行为特征的遗传机制提供了技术保障。当前的主要工作是寻找控制与影响行为的基因，然后为解密基因如何工作奠定基础。从人类基因组工程的成功可以看到整合多种研究团队的力量攻关的可行性，以行为基因组学为中心，定量遗传学和分子遗传学整合，以及心理学家的参与模式将是行为遗传学研究的一种发展趋势。

二、基因与心理

基因是染色体上具有遗传效应的特定核苷酸序列，染色体是遗传信息的载体，一条人类染色体上含有约 2.5 万个基因，它们是决定和影响个体特征的重要因素。而染色体的复制，使含有遗传信息的基因得以传给子代，通过基因的表达，如控制蛋白质的分子结构，使子代表现出与亲代相似的性状。目前，科学家们顺利完成了人类基因组计划，解析了基因的结构和功能，开始了人类认识自己、认识生命的新篇章。随着基因科学的不断发展，科学家们对人类心理的研究发展到一个新的阶段。心理学研究的触角已经从人类的神经系统进一步伸向对人类遗传起着关键作用的基因上。

（一）基因与心理的关系

1993 年，《科学》杂志上发表了荷兰奈梅亨大学的遗传学家汉·布鲁纳的研究报告。这项研究涉及一个著名的荷兰家族，该家族的男性成员都具有一些奇怪的攻击行为，如裸露、纵火、强奸等。布鲁纳对他们进行遗传学分析后，发现这些男性体内缺乏编码单胺氧化酶的基因。这种酶的用处之一是降解一些包括 5- 羟色胺、去甲肾上腺素和多巴胺在内的神经递质，这种酶的缺乏导致神经递质在体内堆积。研究者认为，正是因为该基因的缺失诱发了这些男性攻击性格的形成。此后，科学家不断发现基因与性格关联的证据。如人的第 11号染色体上的 *D4DR* 基因对人的性格具有不可忽视的影响。

有关基因在人类记忆中作用的研究目前进行得比较广泛，在组织切片和动物研究中，研究者发现，脑源性神经营养因子对与情境记忆过程有直接关系的长时程突触增强和海马功能具有直接的作用。而对脑源性神经营养因子的多态性进行研究发现，有一种单核苷酸的突变使染色体 66 位上的缬氨酸被转换为蛋氨酸，测试时发现这种突变可以降低被试的记忆成绩。在言语方面的研究也发现，严重言语障碍与 *FOXP2* 基因的突变有密切关系。

（二）基因与人类心理关系研究的主要方法

1. 候选基因分析

候选基因分析的基本原则是必须假设所选的标记，或所选的基因本身是影响该性状的主要基因。根据现有生理学和生物化学知识，能够影响该性状的候选基因会直接从已知或潜在的基因系统中被选中，将其他物种（如白鼠）中发现的控制同类或类似特征的基因作为候选基因。尽管候选基因分析在研究疾病的遗传机制方面起着重要作用，但由于依赖事先的推论假设，结果会存在偏差。

2. 全基因组关联分析

全基因组关联分析是应用基因组中数以百万计的单核苷酸多态性为分子遗传标记，进行全基因组水平上的对照分析或相关性分析，通过比较发现影响复杂性状的基因变异的一种新策略——全基因组关联分析（GWAS），不需要事先构建病因假设，通过分析全基因组范围内几十至上百万的遗传标记与疾病或性状的关联性来寻找易感位点。随着基因组学研究以及基因芯片技术的发展，人们已通过 GWAS 方法发现并鉴定了大量与复杂性状相关联的遗传变异，为揭示癌症、免疫性疾病、神经类疾病等复杂疾病的发病机制发挥了重要作用。

然而，GWAS 研究也存在一定的局限性。由于进行了大量的统计检验，其结果假阳性率显著增高，而为了提高研究把握度则需要很大的样本量；GWAS 研究是基于常见疾病—常见变异假说的理论，因此 GWAS 对于发现罕见变异、结构变异并不敏感；GWAS 研究所获得的关联单核苷酸多态性（SNP）不一定是真正的致病位点，可能是与真正致病位点呈连锁不平衡关联的"标签"SNP。如何对 GWAS 研究结果进行深入挖掘找到真正的致病位点并进行功能阐释，是后 GWAS 时代面临的重大挑战，也是应用 GWAS 结果探索病因机制的必经阶段。

三、表观遗传与心理

表观遗传是指在基因 DNA 序列没有发生改变的情况下，基因表达发生可遗传的改变，并最终导致可遗传的表型变化，而且这种改变在个体发育和细胞增殖过程中能稳定遗传并具有可逆的潜能。表观遗传包括 DNA 甲基化、组蛋白修饰、非编码核糖核酸（RNA）调控等。表观遗传参与大脑分化与发育，越来越多的证据表明，表观遗传机制参与精神分裂症、双相情感障碍、物质成瘾、孤独症等精神障碍的发生。

（一）表观遗传的主要分子机制

1.DNA 甲基化

DNA 甲基化是目前最受关注的表观遗传机制，通常是指 DNA 的胞嘧啶 5 位碳，在 DNA 甲基转移酶作用下与 1 个甲基基团共价结合形成 5- 甲基胞嘧啶。DNA 甲基化可以调控基因表达过程，其水平升高可以干扰序列特异性转录因子的结合而直接抑制转录，或者通过甲基化 CpG 结合蛋白而间接地抑制基因表达。基因组 DNA 甲基化主要集中于非编码区（如着丝粒的异染色质），并散在分布于高度重复序列（如转座子），提示甲基化具有稳定基因组和防御的重要功能。

2. 组蛋白修饰

DNA 缠绕组蛋白八聚体形成染色质的基本单位——核小体。组蛋白修饰可以改变其与 DNA 或其他蛋白质的亲和性，对染色质结构和功能具有重要作用，还可影响识别特异 DNA 序列的转录因子与之结合的能力，从而间接地影响基因表达。单个或多个组蛋白修饰对转录的影响较为复杂，组蛋白氨基末端存在多种形式的修饰，包括乙酰化、甲基化、磷酸化、泛素化、类泛素化和 ADP 核糖基化等。

3. 非编码 RNA

非编码 RNA 是指不能翻译为蛋白质的功能性 RNA 分子，与基因表达转录和转录后调控相关。非编码 RNA 主要包括核小 RNA、核仁小 RNA、微 RNA、长链非编码 RNA、环状 RNA 等。

4. 染色质重塑

染色质重塑是在基因表达的复制和重组过程中，对应基因尤其是基因调控区的染色质包装状态、核小体和组蛋白及对应的 DNA 分子会发生一系列的改变，造成基因表达调节所伴随的这类染色质结构和位置改变的现象。染色质重塑模式包括核小体滑动、核小体移除、置换组蛋白、改变核小体构象和组蛋白尾巴的作用等。

（二）表观遗传与心理

近年来，越来越多的证据表明表观遗传因素在精神分裂症、双相情感障碍、药物成瘾等重性心理障碍的发病中扮演着重要角色。研究发现精神分裂症患者死后大脑前额叶皮质 γ 氨基丁酸（GBAB）能神经元在数量没有改变的情况下，出现谷氨酸脱羧酶 67（GAD67）和 Reelin 基因表达下调，提示有某些影响基因表达的因素参与了精神分裂症的发病过程。相继的研究发现，精神分裂症前额叶皮质和尾状核及核壳 GBAB 能神经元中 DNA 甲基转移酶 1 表达增高，GAD67 和 Reelin 基因启动子的甲基化程度增高，伴有 GAD67 和 Reelin 的表达下调，从而影响 GABA 能神经元的功能。并且这两个基因的表达下调可以在体外被 DNA 甲基转移酶和组蛋白去乙酰化酶抑制剂逆转，表明精神分裂症与遗传有关。

许多表观遗传动物模型和人类研究表明，在应激诱发的抑郁症或者抑郁行为中，下丘脑－垂体－肾上腺轴、单胺类递质、脑源性神经营养因子等相关基因的表观遗传修饰变化在其中扮演着重要角色。同时，表观遗传修饰可能是掌管大脑记忆的开关，即 DNA 甲基化、组蛋白乙酰化等在环境因素的刺激作用下，通过决定记忆相关蛋白是否表达以及何时表达，来促进突触可塑性和参与学习记忆过程。

第二章　心理过程

第一节　认知过程

认知过程是人们获得知识和应用知识的过程。人的认知过程主观地、能动地反映着客观事物及事物之间的内在联系，认知过程包括感觉、知觉、记忆、语言和思维等。

一、感觉和知觉

（一）感觉

1.感觉的概念

感觉是人脑对直接作用于感觉器官的客观事物个别属性的反映。虽然感觉只能反映事物的个别属性，如颜色、声音、气味、软硬等，是最简单的心理现象，但是一切较高级、较复杂的心理现象，都是在感觉的基础上产生的。感觉是人认识世界的开始，如果一个人丧失了感觉，就不能产生认知，也不会有情绪情感和意志。如果感觉被剥夺，人的心理就会出现异常。

2.感觉的种类

根据刺激的来源，感觉可以分为内部感觉和外部感觉。接受机体内部刺激并反映它们属性的感觉称为内部感觉，因而又叫机体觉，包括运动觉、平衡觉等。接受外部刺激并反映它们属性的感觉称为外部感觉，包括视觉、听觉、嗅觉、味觉、皮肤觉等。

3.感受器与适宜刺激

直接接受刺激产生兴奋的装置叫感受器。感受器将各种刺激的能量转换为神经冲动，经传入神经到达大脑皮质的特定区域形成感觉。大多数感受器只对一种刺激特别敏感，并且感受器与刺激种类的关系都是固定的。例如视觉感受器感受光波的刺激，听觉感受器感受声波的刺激，嗅觉感受器感受气味、气体的刺激等。感觉器官最敏感的刺激就是该感受器的适宜刺激。视觉的适宜刺激是波长为 380～780 nm 的可见光，听觉的适宜刺激是 16～20 000 Hz 的空气振动，嗅觉的适宜刺激是能挥发的、有气味的物质。

4.感受性和感觉阈限

每个人的感觉器官的感受能力是不同的。同样的声波刺激，有的人能听到，有的人却听不到，这就是感觉能力的差别。感觉器官对适宜刺激的感受能力叫感受性。感受性的高低可以用感觉阈限来衡量。能引起感觉的最小刺激量叫感觉阈限。感受性与感觉阈限之间呈反比，感觉阈限越低、感受性越高。

感受性可分为绝对感受性和差别感受性，感觉阈限可分为绝对感觉阈限和差别感觉阈限。刚刚能引起感觉的最小刺激强度叫绝对感觉阈限，可以衡量绝对感受性的高低。绝对感觉阈限越小，绝对感受性越高。刚刚能引起差别感觉的最小变化量叫差别感觉阈限，可以衡量差别感受性的高低。觉察到的差别越小，也就是差别感觉阈限越小，说明差别感受性越强。1840年，德国生理学家韦伯发现，差别感觉阈限可随着刺激强度的变化而变化，但是差别感觉阈限和原来刺激强度的比例却是一个常数，用公式表示就是 $\Delta I/I=K$，ΔI 是差别阈限，I 是原来的刺激强度，K 是常数，叫韦伯常数，这个公式就是韦伯定律。韦伯定律只适用于中等的刺激强度。

5. 感觉适应与感觉后像

感觉适应是指在外界刺激的持续作用下，感受性发生变化的现象。"人芝兰之室，久而不闻其香……如鲍鱼之肆，久而不闻其臭"（出自王肃《孔子家语·六本》），说的就是感觉适应现象。各种感觉都有适应现象，但适应性的高低有很大差别。嗅觉很快产生适应，痛觉则很难适应。有些感觉适应表现为感受性降低，有些感觉适应则表现为感受性提高。人从明亮的环境到黑暗的环境，开始看不到东西，后来逐渐看到了东西，这是暗适应；从黑暗的环境到明亮的环境，开始觉得光线刺眼，很快就不觉得刺眼，这是明适应。暗适应是感受性增强的现象。在实际生活中，感觉适应是利弊兼具的一种心理现象。

音乐停止后，声音还在耳朵里萦绕；电灯熄灭后，灯泡的样子还能在眼睛里保留一会儿。这种外界刺激停止作用后，感觉形象还能暂时保留一段时间的现象，称为感觉后像。感觉后像有正后像、负后像两类之分。正后像在性质上和原感觉的性质相同，负后像的性质则同原感觉的性质相反。比如，注视电灯一段时间后，关上灯，仍有一种灯好像在那亮着的感觉印象，这是正后像。

6. 感觉对比与联觉

不同刺激作用于同一感受器时，感受性在强度和性质上发生变化的现象叫感觉对比。如灰色在黑色背景上要比在白色背景上显得更亮一些。人们常说"红花还得绿叶扶"，就是因为有了绿色的对比，红色看起来才更加鲜艳。除了视觉有对比，嗅觉、味觉和皮肤觉都有对比现象。如人喝过苦的药水，再吃甜的东西，会觉得更甜；触摸过冷的东西再摸热的东西，会觉得更热。

当我们听到节奏感很强的音乐时，会觉得灯光也和音乐节奏一起闪动。这种一个刺激不仅引起一种感觉，同时还引起另一种感觉的现象叫联觉。联觉现象在日常生活中非常普遍。教室和病房需要安静，其装饰常采用冷色调，冷色使人感到清凉、平静。电冰箱大多数是白色为主的冷色调，因为红色等暖色调会让人产生其制冷效果不好的错觉。

7. 感觉的补偿

在不同的生活实践中，人的感受性发展也不相同。尤其是通过专门的训练可使人的某种感觉比常人更敏感。如调音师的听觉比常人更灵敏。如果一个人丧失某种感觉，由于生活的需要，他的其他感觉会更加发达，以此来作为补偿，如盲人的听觉和触觉就比常人更加灵敏。

（二）知觉

1. 知觉的概念

知觉是人脑对直接作用于感觉器官的客观事物的整体属性的反映。知觉与感觉都是人脑对直接作用于感觉器官事物的反映，但是感觉只反映事物的个别属性，知觉则反映事物的整体属性；知觉对事物的反映依赖于个人的知识经验，并受人的主观态度影响，而感觉则不依赖于个人的知识和经验。

2. 知觉的特性

（1）整体性

知觉的对象由不同的部分组成，有不同的属性，但我们并不把它感知为个别孤立的部分，而总是把它作为具有一定结构的整体来反映，甚至当某些部分被遮盖或抹去时，我们也能够将零散的部分组织成完整的对象，知觉的这种特性称为知觉的整体性或知觉的组织性。心理学家曾对知觉的整体性进行过许多研究，并提出知觉会把组成事物的各个部分，按照一定的规律，以稳定并且连贯的形式组织起来。

（2）选择性

每时每刻作用于感觉器官的事物有很多，人不能把所有作用于感觉器官的事物都纳入自己的意识范围，而总是把某一事物作为知觉的对象，周围的事物作为知觉背景。知觉对象清楚突出，而知觉背景模糊不清。这种对外界事物进行选择的知觉特性，称为知觉的选择性。由于知觉的选择性，人能集中注意少数重要的刺激或刺激的重要方面，而排除次要刺激的干扰。知觉对象并不是固定不变的，知觉对象与知觉背景可以发生变化。

（3）恒常性

由于知识和经验的参与，知觉并不随着知觉条件的变化而变化。例如，就视觉而言，随着观察的距离、角度和明暗条件不同，视网膜上的物象各不相同，但人们能够校正信息的输入，不至于面对复杂多变的外部环境时不知所措。由于知觉这种相对稳定的特性，使人能够在不同的情况下，始终按事物的真实面貌来反映事物，从而有效地适应环境。因此，知识经验越丰富，越有助于知觉对象的恒常性。知觉恒常性现象在视、知觉中表现得尤为明显、普遍，主要表现为大小恒常性、形状恒常性、明度恒常性及颜色恒常性。

（4）理解性

知觉的目标之一是以自己过去的经验来解释知觉的对象，并用词汇或概念对其进行命名或归类，即给知觉对象赋予一定的意义。这种人们以已有的知识经验为基础，去理解和解释事物，使它具有一定意义的特性，称为知觉的理解性。即便在非常困难的条件下，人也能够依据特别微小而零散的线索试图对知觉对象命名，并把它归入熟悉的一类事物之中。

3. 知觉的种类

知觉对象存在的形式分为空间知觉、时间知觉、运动知觉、错觉等。

（1）空间知觉

空间知觉是对事物空间特性的反映。它不是天生就有的，而是通过后天学习获得的。它包括对物体的大小、形状、方位及距离的知觉。

（2）时间知觉

时间知觉是对事物的延续性和顺序性的反映。人可以根据计时器、昼夜交替、四季变换及人体的生物钟等对时间进行知觉理解。生物钟不仅可以估计时间，还可以调节人的行为活动。人们所从事活动内容的丰富性、对事件所持有的态度和情绪都可以影响时间知觉的准确性。

（3）运动知觉

运动知觉是对物体在空间位移速度的反映。物体位移的速度过快或过慢，人们一般都不会产生运动知觉。如光的运动速度非常快，时钟上的时针走得太慢，人们一般都察觉不到。

（4）错觉

对刺激的主观歪曲的知觉称为错觉。错觉是客观存在的，通过主观无法克服，有固定的倾向。只要具备条件，错觉就必然产生，这是有规律的。错觉有大小、方向、运动、明暗的错觉等。电影、电视中的特技镜头、霓虹灯的变换效果等，都是错觉在现实生活中的应用。

二、记忆

（一）记忆的概念

记忆是过去的经验在头脑中的反映。感、知觉是反映当前作用于感觉器官的事物，而记忆是对过去经验的反映。凡是过去的经验都可以储存在大脑中，在需要的时候把它们从大脑中提取出来，并通过分类、比较等思维活动，认识事物的本质和事物之间的内在联系。记忆是人脑对输入的信息进行储存、编码和提取的过程。记忆能把过去的心理活动和现在的心理活动联系起来，所以记忆是心理发展的奠基石。通过记忆，人们不断地积累知识与经验。记忆可以说是人类智慧的源泉。

（二）记忆的种类

根据记忆的内容，记忆可分为以下五种。

1. 形象记忆

形象记忆是对感知过的事物形象的记忆。通常以表象形式存在，因此也叫表象记忆。这种记忆是对客观事物的形状、大小、体积、颜色、声音、气味、滋味、软硬、冷热等具体形象和外貌的记忆。直观形象性是形象记忆的显著特点。

2. 情景记忆

情景记忆是指人对亲身经历过的事件的记忆。如人对包含时间、地点、人物和情节的事件的记忆。

3. 语义记忆

语义记忆是用词的形式对事物的性质、意义等方面的记忆，也叫逻辑记忆。这种记忆不是保持事物的具体形象，而是以概念、判断、推理等为内容来进行记忆，是人类特有的记忆形式。

4. 情绪记忆

情绪记忆是对自己体验过的情绪和情感的记忆，也叫情感记忆。如对某些事件愉快的记忆，对某些事件痛苦的记忆。情绪记忆常成为人们当前活动的动力或压力，推动人去从事有愉快记忆的活动，回避那些有痛苦记忆的活动。

5. 动作记忆

动作记忆是对身体的运动状态和动作技能的记忆，也叫运动记忆。如人的某些生活习惯和一些工作生活的技能等，都是动作记忆。这一类记忆比较牢固。

上述记忆的分类是相互联系的，在很多时候常有两种或者多种记忆形式的参与。

（三）记忆的过程

记忆由识记、保持和再现三个基本环节组成。

1. 识记

识记是记忆的开始，是外界信息输入大脑并进行编码的过程，也是人们学习和取得知识经验的过程。识记可分为无意识记和有意识记两种。

（1）无意识记

无意识记是指没有预定目的，也不需要付出努力的识记。一般说来，人们对感兴趣的事物、有重大意义的事物，以及许多知识经验都可以通过无意识记进行记忆。但是无意识记具有片面性、偶然性等特点，不利于系统地学习知识。

（2）有意识记

有意识记是指事先有明确目的，并需要付出努力的识记，如外语单词的记忆。有意识记是系统学习和掌握知识的主要手段，在学习和工作中具有重要意义。根据记忆材料的识记，有意识记还可分为机械识记和意义识记。意义识记比机械识记更持久，更易于回忆或再认。

2. 保持

将识记的知识经验在大脑中进行储存和巩固的过程叫保持。保持是信息储存的动态过程，随着时间的推移，保持的内容在量和质两方面发生变化。由于每个人已有的知识和经验不同，其保持新信息的能力也不尽相同。识记获得知识经验，保持把识记的内容储存在大脑中，识记的次数越多，知识和经验保持得越牢固。

3. 再现

再现包括回忆和再认，回忆和再认是储存的信息提取的过程。从大脑中提取知识经验的过程称为回忆；如果识记过的材料重现在眼前，再从大脑中提取的过程称为再认。再认和回忆都是从大脑中提取已经储存的信息，只是形式不一样。

记忆的过程是一个完整的过程，这个过程的三个环节是密不可分的，缺少任何一个环节，记忆都不能完成。识记是保持和再现的前提，没有识记就没有保持，更不会有回忆和再认；识记了没有保持，就不会有回忆和再认，保持是识记和再现的中间环节；再现是识记和保持的结果，有助于所学知识的巩固或经验的获得。

（四）记忆的三个系统

根据信息的编码、储存时间的长短和信息提取方式的不同，记忆可分为瞬时记忆、短时记忆和长时记忆三种记忆系统。

1. 瞬时记忆

瞬时记忆又叫感觉记忆或感觉登记，是指外界刺激以极短的时间呈现一次后，信息在感觉通道内迅速被登记并保留一瞬间的记忆。瞬时记忆的信息以感觉的形式保存，以刺激的物理特性进行编码。前面所说的感觉后像就是一种感觉记忆。瞬时记忆的容量很大，但保留的时间很短，图像记忆可保存 0.25～1 秒，声像记忆可超过 1 秒。瞬时记忆可转入短时记忆。

2. 短时记忆

短时记忆是指外界刺激以极短的时间一次呈现后，保持时间在 1 分钟内的记忆。在短时记忆对信息的编码方式中，语言材料多为听觉形式编码，非语言材料以视觉表象为主。短时记忆既有从瞬时记忆中转来的信息，也有从长时记忆中提取出来的信息，都是当前正在加工的信息，因此是可以被意识到的。短时记忆的容量在 7 ± 2 个项目（项目是记忆单位，可以是字、词或短语等）。短时记忆中的信息经过复述可以进入长时记忆，如果不复述则随时间延长而自动消失。

3. 长时记忆

长时记忆是指信息保持时间大于 1 分钟的记忆。长时记忆的信息保持时间可以是几分钟、几天、几个月、几年甚至终生。长时记忆的容量无论是信息的种类还是数量都很大。长时记忆的信息编码有语义编码和形象编码。研究表明，长时记忆的信息组织程度越高就越容易提取。当长时记忆储存的信息因为自然衰退或者受到干扰时，就会产生遗忘。

（五）遗忘及其规律

1. 遗忘的概念

如果储存在大脑中的信息既不能回忆也不能再认，或者发生了错误的回忆或再认，就是发生了遗忘。遗忘可能是永久性遗忘，如果不重新学习，就永远不能回忆或再认；也可能是暂时性不能回忆或者再认，在适当条件下还可以恢复。

2. 遗忘的原因

遗忘可能是由于储存的信息没有得到强化而逐渐减弱直至消退，也可能是前后获得的信息相互干扰。如果先前学习获得的信息对新近的学习产生干扰，叫前摄抑制。如果是后来学习获得的信息对新近的学习产生干扰，叫倒摄抑制。

3. 遗忘的规律

德国心理学家艾宾浩斯是最早对记忆和遗忘进行实验研究的学者。他在被试者进行识记后不同的时间间隔里检查其记忆保存量，结果发现，在识记的最初阶段遗忘的速度很快，但是，随着时间的推移，遗忘的速度越来越慢。他的研究成果证明了遗忘的规律，后人用他的试验数据，以间隔的时间为横坐标，以保存量为纵坐标，绘制了遗忘进程曲线。

在学习知识时，为了取得良好的记忆效果，根据先快后慢这一遗忘规律，我们应该及时复习，如果不及时复习，遗忘的内容多，学习记忆的效果就不会好。如果在还没遗忘多少的时候进行复习，就能取得事半功倍的效果。

遗忘还受个人的兴趣、爱好，以及信息是否有意义、是否能够被理解等因素的影响。人们对于自己感兴趣、喜欢的信息，或者自认为很重要的信息，或者能够真正理解其含义的信息不容易遗忘。因此，人们要想增强记忆力，就应该根据以上这些记忆的规律，在实践中培养良好的记忆品质。如培养兴趣爱好、明确目的、加强理解、减少干扰等。

三、思维与想象

（一）思维

1. 思维的概念

思维是人脑对客观事物的本质和事物之间内在联系的反映。在形式上，思维是对客观事物间接的和概括的反映；在反映客观事物的时间上，思维可以反映当前的事物，也可以反映过去的事物，甚至反映未发生的事物。

无脊椎动物只具有某种感觉；脊椎动物发展出各种感觉，对事物外部的各种属性有了比较全面的认识，产生了知觉；灵长类动物虽然能够认识事物之间的外部联系，但还不能认识事物的本质和事物之间的内在联系，只是达到了思维萌芽阶段。只有人类能透过事物的外部现象，认识事物的本质及事物之间的内在联系，产生思维。所以，思维是心理发展的最高阶段。

2. 思维的特征

思维作为事物内在联系的反映形式，具有间接性和概括性的特征。

（1）间接性

思维对客观事物的反映不是直接的，而是根据以往的经验或者以其他事物为媒介，对没有直接作用于感觉器官的客观事物加以认识和反映，这就是思维的间接性。例如，人们早上起来看到地面很湿，可以推断出昨天晚上下了雨。虽然没有亲眼看见下雨，但是可以通过眼前的情景推断出来。再如，临床医生通过对患者心脏的听诊，以及通过心电图等手段来了解患者心脏的状况。另外，由于思维的间接性，人们可以预见一部分尚未发生的事情，例如天气预报等。

（2）概括性

思维可以把某一类事物的共同属性抽取出来，形成这一类事物共同的及规律性的认识，这就是思维的概括性。一个概念概括了一类事物的共同属性，以词的形式表现出来。例如，把各种蔬菜的共同本质特性抽取出来加以概括，形成蔬菜的概念；把各种水果的共同本质特性抽取出来加以概括，形成水果的概念。概念的形成，先是把事物的特性从事物本身中抽取出来，然后再把抽取出来的事物属性加以分类，用词语把这一类事物标记出来，这就是思维的概括。思维的概括水平随着知识的丰富、经验的增多、言语的发展，由低级向高级不断发展。思维的概括水平越高，越能认识事物的本质和规律。

3. 思维的操作过程

思维通过把新输入的信息与原来储存的信息进行分析与综合、抽象与概括、分类与比较等一系列活动，来揭示事物的本质特征及事物之间内在的、规律性的联系。

（1）分析与综合

分析是将事物整体分解为各个部分或各个属性的思维过程；综合是将事物的各个部分或各个属性结合起来形成一个整体的过程。分析与综合是同一思维过程中相反而又紧密联系的两个方面。通过分析与综合的过程，达到认识事物本质的目的。

（2）抽象与概括

抽象是舍弃事物的非本质属性和特征，而抽取事物的共同属性和本质特征的思维过程；概括是把抽取出来的共同属性和特征结合在一起，并推广到同类的其他事物中去的思维过程。

（3）分类与比较

分类是根据不同事物之间的共同点、不同点及事物的主要特征和次要特征把事物归入相应的某一类；比较是把不同的事物或现象放在一起，确定它们的共同点、不同点及其相互关系。

4. 思维的种类

（1）直观动作思维、形象思维和逻辑思维

根据思维的形态，思维可以分为直观动作思维、形象思维和逻辑思维。直观动作思维是在思维过程中，以实际动作为支撑的思维。婴幼儿掌握的语言少，其思维方式主要靠直观动作思维来解决问题。直观动作思维具有具体的特点。形象思维是用表象来解决问题的思维。如作家在文艺作品中塑造人物形象，建筑设计师设计房屋都是运用的形象思维。逻辑思维是以概念、判断、推理的形式来反映客观事物的运动规律、本质特征和内在联系的认识过程。如医生将患者的症状、体征及实验室检查等因素结合在一起，进行思考得出临床诊断的过程。抽象思维是发展较晚的一种高级思维形式。

一般情况下，成人在解决问题进行思维时，往往是三种思维相互联系、交叉运用的。由于任务不同，三种思维参与的程度也不同。

（2）辐合思维和发散思维

根据思维的方向，思维可以分为辐合思维和发散思维。辐合思维是把可以解决问题的各种信息集中起来得出最好的答案，也叫求同思维。如在标准化考试中的单项选择题，就是在几个答案中选择一个最佳答案。发散思维是沿着不同的方向或者从不同角度探索解决问题答案的思维，也叫求异思维。当解决问题不止一种方法或者没有现成经验可以借鉴的时候，就需要运用发散思维。

（3）再造思维和创造思维

根据思维是否具有创造性，思维可分为再造思维和创造思维。再造思维是用已知的方法解决问题的思维。这种思维在解决问题时既规范又节约时间。创造思维是用独创的方法解决问题的思维，是智力水平高度发展的表现。创造性思维可以带来更高的社会价值。

5. 解决问题的思维过程

认知心理学研究思维的一个途径就是解决问题。解决问题是一个非常复杂的心理过程，其中最为关键的是思维活动。解决问题的思维过程，可分为发现问题、分析问题、提出假设和检验假设四个阶段。

（1）发现问题

发现问题是解决问题的开始阶段，包括清楚问题，并产生解决问题的需要和动机。这与个体的认知水平、知识经验、需要和动机等因素有关。认知水平越高、知识经验越丰富、求知欲越强的人，越容易发现问题。

（2）分析问题

分析问题是找出问题的主要矛盾和矛盾的主要方面的过程，通过这些分析，可以把握问题的实质，确定解决问题的方向。

（3）提出假设

提出假设的过程是根据问题的性质、已有的知识经验、以前解决类似问题所用的策略等因素，找出解决问题的原则、途径和方法。提出假设不一定一次成功，往往要经过多次的尝试之后，才能找到正确的解决方案。

（4）检验假设

要查明假设是否正确，必须通过实践证明。如果假设在实践中多次验证获得成功，问题得到了解决，就证明了假设是正确的。反之，证明假设是错误的，就需要另外寻找解决问题的方案，重新提出假设。

在现实中不能机械地去应用以上所说的解决问题的步骤，因为实际的思维过程不会按照一个步骤接着一个步骤那样按部就班地进行，而是一个反复的、曲折的过程。

6. 解决问题的策略

（1）算法策略

算法策略是在问题空间中随机搜索所有可能解决问题的方案，直至选择一种有效的方案解决问题的方法。采用算法策略可以保证问题的解决，但是需要花费大量的时间和精力进行反复的尝试，因而费时费力。

（2）启发法

启发法是根据一定的经验，在问题空间内进行较少的搜索，以达到解决问题的一种方法。启发法不能保证问题的成功解决，但这种方法比较省时省力。启发法有手段—目的分析法、逆向搜索法及爬山法。手段—目的分析法是将需要达到问题的目标状态分成若干子目标，通过实现一系列的子目标最终达到总目标的方法；逆向搜索是从问题的目标状态开始搜索，直至找到通往初始状态的通路或方法；爬山法是采用一定的方法，逐步缩短初始状态和目标状态的距离，以达到解决问题的一种方法。

7. 影响问题解决的心理因素

影响问题解决的因素有自然因素、社会因素和心理因素。这里只介绍几种影响问题解决的心理因素。

（1）迁移

迁移是指已有的知识、经验和技能对学习新知识、获得新经验、掌握新技能产生的影响。如果这种影响是有利的、积极的，就是正迁移。如果这种影响是阻碍的、消极的，就是负迁移。

（2）定势

定势是指从事某种活动前的心理准备对后边活动的影响。已有的知识经验，或者刚获得的经验都会使人产生定势。定势可以使我们在从事某些活动时，能够相当熟练，甚至达到自动化的地步，节省很多时间和精力。但是，定势也会束缚人们的思维，使人们只用常规方法去解决问题，而不试图用其他"捷径"突破，因而也会给解决问题带来一些消极影响。不仅在思考和解决问题时会出现定势，在认识他人、与人交往的过程中也会受心理定势的影响。

（3）原型启发

从实际生活中受到启发而找到解决问题的途径或方法叫原型启发。产生启发作用的事物叫原型。例如，瓦特看到水开时产生的蒸汽把壶盖顶起来，从中受到了启发，发明了蒸汽机。但不是有了原型就一定会有原型启发。

（二）想象

1. 想象的概念

想象是大脑对已有的表象进行加工和改造，进而创造新形象的过程。这是一个形象思维的过程。

2. 想象与表象的区别

想象来源于表象却不等同于表象。表象是大脑中过去已知事物形象的再现，属于形象记忆；而想象则是通过对表象的加工和改造，创造新形象的思维过程，属于形象思维。例如，在文学作品中，作家把在日常生活中接触的人物形象进行分析归类，将一些典型的特点集中在某一个人身上，从而创造出新的人物形象。想象出来的这个新人物形象既是现实生活中的某一个人，但又不全是，还有其他人的某些特点。所以想象是来源于现实生活，以表象为基本素材，借助表象的某些方面创造出来的新形象，它可以是世上尚不存在的或根本不可能存在的事物形象。

3. 想象的种类

按照是否有目的、有意识，想象可分为无意想象和有意想象。

（1）无意想象

没有预定的目的，在某种刺激下，不由自主产生的想象叫无意想象。如在溶洞中看到形状各异的钟乳石，人们根据它的形状，把它想象成现实中的事物。梦是一种无意想象，没有目的，不受意识支配，而且内容往往脱离现实，不合逻辑。如果一个人总能听见现实中本不存在的声音，或者看见现实中不存在的物体，这就是出现了幻觉。幻觉是在精神异常状态下产生的无意想象。

（2）有意想象

有目的、有意识进行的想象叫有意想象。有意想象又分为再造想象、创造想象和幻想。

当我们在看文学作品中的人物描述时，头脑中会产生一个活生生的人物形象，这种根据语言描述或图标模式的示意，在头脑中形成相应形象的想象叫再造想象。在再造想象过程中，人们会运用自己的感知觉材料和记忆表象做部分的补充。

不依据现成的描述和图示，创造出新形象的过程叫创造想象。如科学家的创造发明，服装设计师设计的新款服装，画家构思绘制的图画等。创造想象具有首创性的特点，比再造想象要复杂、困难得多。

幻想也是一种创造想象，它是和一个人的愿望相联系并指向未来的想象。科学幻想推动人们探索世界，为人类造福。古人幻想的"嫦娥奔月"如今变为了现实。个人对自己的未来存在幻想并为之付出努力就是理想，理想是个人进步的动力。如果一个人只停留在对未来的幻想，而没有实现这种愿望的努力，幻想就成了空想。空想使人沉溺于虚假的满足，是有害的。

四、注意

（一）注意的概念

注意是心理活动或意识对一定对象的指向和集中。指向是指由于器官容量的限制，心理活动或意识总是选择某一对象，同时忽略其他对象。集中是指心理活动停留在某一对象并保持一定的紧张度和强度。如外科医生在做手术时，他的注意力集中在手术操作中。注意能使选择对象处于心理活动的中心并努力维持，是主动进行的。

注意不是一种心理过程，而是一种始终与心理活动相伴随的心理状态。也就是说，注意是心理活动总是指向和集中在某些对象上的这种状态。离开心理过程，注意就不存在；离开注意，心理过程也无法进行。注意不能反映事物的属性、特点，只能保证心理过程朝着目标进行，及时准确地反映客观事物及其变化。

（二）注意的种类

根据产生和保持注意有无目的性和意志努力程度的不同，可以把注意分为无意注意、有意注意和有意后注意三类。

1. 无意注意

没有预定目的，不需要意志努力维持的注意，称为无意注意。无意注意是由外界事物引起的不自主注意，因此也叫不随意注意。如上课时学生们正在专心听讲，教室的门突然被人"咣当"一声打开，有人不由得朝门的方向看去，这就是无意注意。引起无意注意的原因，一方面有刺激本身的特征，如新颖的、奇异的、变化的、对比鲜明的、突然出现的、强度大的刺激；另一方面还包括人的主观特征，如个人的兴趣、爱好、需要、情绪等。

2. 有意注意

有预定目的，需要付出一定意志努力维持的注意，称为有意注意，也叫随意注意。有意注意是一种主动的、服从注意对象的状态，受人的意识支配。如学生上课认真听老师授课，护士进行静脉注射等护理操作，这些都是需要意志努力维持的有意注意。有意注意是在无意注意的基础上发展起来的、人类所特有的一种心理现象。有意注意可以提高工作和学习的效率，因此要培养有意注意。可以通过加深对目的、任务的理解，培养和提高兴趣，以及增强抗干扰的能力等途径来保持有意注意。

3. 有意后注意

既有目的，又不需要意志努力维持的注意，这就是有意后注意，也叫随意后注意。当我们刚学骑自行车时，会特别小心、精力集中，这是有意注意。当把自行车作为交通工具，骑自行车已经变成一种熟练的技能时，骑自行车就不需要特别关注，只有碰到交通拥挤等复杂情况，稍加注意就可以，这时骑自行车就成了有意后注意。有意后注意是在有意注意的基础上发展起来的，具有高度的稳定性。当一些活动和操作变成有意后注意，将会节省人的精力，对完成长期任务有积极的意义。

在每个人的心理活动中，都有这三种注意类型。无意注意可以转化为有意注意，有意注意可以转化为有意后注意，三种类型的注意相互转化，才能保证人们学习和工作的效率。

（三）注意的品质

1. 注意的广度

在同一时间内，意识所能清楚地把握注意对象的数量，叫注意广度，也叫注意范围。注意范围与任务的难易程度，注意的对象是否集中、有联系、有规律有关，还与个体的知识经验、情绪有关。只有具备一定的注意广度，才能"眼观六路，耳听八方"，将复杂的注意对象"尽收眼底"。

2. 注意的稳定性

注意集中于选择对象持续的时间，称为注意的稳定性。注意维持的时间越长，稳定性越高。注意稳定性的高低能够直接影响学习和工作的效率，并且有较大的个体差异。注意稳定性除与个体的个性特征有关外，还与后天的专门训练有关。

人的注意不是长时间固定不变的，而是呈现周期性的增强和减弱的现象，这种现象称为注意起伏或者叫作注意动摇，这是由生理过程的周期性变化引起的，是普遍存在的现象。注意起伏通过主观无法克服。

当注意被无关对象吸引而离开了心理活动所要指向的对象时，称为注意分散，这也是我们平时所说的分心。分心使我们学习和工作的效率下降，是一种需要克服的、不良的注意品质。

3. 注意的分配

在同一时间内，把注意指向于不同的对象，同时从事两种或两种以上不同活动的现象，叫作注意的分配。如有的人一边看电视一边织毛衣，有的人一边看小说一边听音乐，护士一边进行注射操作、一边观察患者的情况。这些现象都说明注意是可以分配的。但是，注意分配也是有条件的，当所从事的活动中至少有一项非常熟练时，才能进行注意分配。例如，让写字不熟练的小学生一边听讲一边记笔记，就会出现听讲而忘记记笔记，或者记笔记时忘记听讲的情况。只有在写字非常熟练时，才能一边听讲一边记笔记。另外，所从事的活动之间要存在内在联系，如果没有内在联系，也很难做到注意分配。如在弹奏歌曲的同时演唱，必须是同一首歌，才能进行注意分配。人无法弹奏一首曲子而演唱另外一首歌曲。人们通过训练可以使操作技能变得熟练，提高注意的分配能力，进而提高工作效率。

4. 注意的转移

由于任务的变化，注意由当前的对象转移到另外的对象上去的现象，称为注意的转移。注意的转移不同于注意分散，前者是根据任务的要求，主动转移到另一种对象上；后者是被动离开，转移到无关的对象上。注意的转移速度，取决于个体对前后两种活动的态度，同时也受个性的影响。

注意力是有个体差异的。可以通过有意识的训练，改善注意的品质，提高注意能力。如培养对学习的兴趣，增强对工作的责任感，增强成功的动机，培养坚强的意志，养成良好的习惯等。

第二节　情绪与情感过程

人在认识和改造客观世界的实践活动中，会表现出喜、怒、哀、惧等态度体验，这就是人的情绪和情感过程。

一、情绪与情感概述

情绪与情感是人对客观事物是否满足自己的需要而产生的态度体验。客观事物是情绪与情感产生的来源，需要是情绪与情感产生的基础。如果客观事物符合主体需要，就会引起积极的情绪体验，否则就会引起消极的情绪体验。另外，情绪与情感是一种主观感受或者内向体验，它能够扩大或缩小、加强或减弱内在需要，使人更易于适应变化多端的环境。

一个人的情绪与情感可以通过其外部表现看出来。人的表情就是情绪与情感变化的外部表现，人的表情包括面部表情、姿态表情和语调表情。表情既有先天的，又有后天模仿的，它以复杂的方式传递交际的信息，使人们相互了解，帮助人辨认当时所处的人际环境，从而产生相适应的反应。

（一）情绪与情感的区别与联系

1. 区别

情绪是人对客观事物是否符合自己需要的简单体验，这是较低级的，人和动物共有。如面对美好的事物，人会产生愉悦；面对危及生命安全的事件，人会产生恐惧。情感是与人的社会需要相关联的体验，这是高级的、复杂的、人类特有的。情绪具有冲动性、情境性和不稳定性的特点；情感具有深刻性、稳定性和持久性的特点。

2. 联系

情绪依赖于情感，情感也依赖于情绪。人的情感总是在各种不断变化的情绪中体现。离开了具体的情绪过程，情感就不存在。如一个人的爱国主义情感在不同情况下的表现不同，当看到祖国遭受列强蹂躏时无比愤怒，而当看到祖国日新月异的发展时非常喜悦。

（二）情绪与情感的功能

1. 适应功能

情绪与情感是机体生存、发展和适应环境的重要手段，这有利于服务、改善人的生存和生活条件。如婴儿通过情绪反应与成人交流，以便得到更好的抚养。人们也可以通过察言观色了解他人的情绪状态，来决定自己的对策，维持正常的人际交往。这些都是为了更好地适应环境，以便更好地发展。

2. 动机功能

动机是激活机体行动的动力，而情绪与情感可以使动机提供的信号产生放大和增强的效果。

3. 组织功能

情绪与情感对其他心理活动具有组织作用。因为积极的情绪与情感对活动起促进作用，消极的情绪与情感对活动起阻碍作用。这种作用和情绪与情感的强度有关，中等强度愉快的情绪与情感有利于增强人的认识活动的效果。

4. 社会功能

情绪与情感具有传递信息、沟通思想的功能，这项功能是通过情绪与情感的外部表现也就是表情实现的。表情还与身体的健康状况有关，是医生诊断病情的指标之一。

（三）情绪与情感变化的维度及其两极化

情绪与情感可以从强度、动力性、激动度和紧张度几方面来进行度量，即情绪与情感变化有不同的维度。每一维度都具有两种对立状态，如爱与恨、喜悦与悲伤等。这两种对立状态构成了情绪与情感的两极。情绪与情感的强度有强和弱两极，动力性有增力和减力两极，激动度有激动和平静两极，紧张度有紧张和轻松两极。

二、情绪与人的行为和健康

（一）情绪的种类

1. 基本情绪和复合情绪

人的基本情绪有快乐、愤怒、悲哀、恐惧四种类型，简称为喜、怒、哀、惧。快乐是需要满足的体验和反映；愤怒是愿望和目的达不到、一再受挫的体验和反映；悲哀是失去喜爱的东西或无法得到所追求的东西的体验和反映；恐惧是预感或面临无法应对的危险的情绪体验。由不同的基本情绪组合派生出复合情绪，如由恐惧、痛苦、不安等情绪组合起来的可能是焦虑。

2. 心境、激情和应激

从情绪的状态看，情绪可分为心境、激情和应激三种状态。

（1）心境

心境是微弱的、持久的而具有弥漫性的情绪体验状态。愉快的心境能使人精神愉悦，看周围的事物也带上愉快的色彩，动作也会变得敏捷，正所谓"人逢喜事精神爽"。而不愉快的心境能使人心灰意冷、意志消沉，长期悲观的心境还会有损人的健康。

（2）激情

激情是一种强烈的、爆发性的、持续时间较短的情绪状态。这种状态往往由重大的、突如其来的生活事件或者激烈的、对立的意向冲突引起，具有明显的外部表现和生理反应。在激情状态下，人能发挥自己意想不到的潜能，做出平常不敢做的事情，但也能使人的认识偏激，分析力和自控力下降。

（3）应激

应激是在出乎意料的紧急情况下，或遇到危险情境时所做出的适应性反应。如人在遇到地震、火灾或者恐怖袭击时，会根据自己的知识经验，迅速地判断当前的情况，挖掘自己的潜能，以应对危险的情境。

3. 社会情感

人的社会情感主要有道德感、理智感和美感，这些都属于人类的高级情感。

（1）道德感

道德感是根据一定的道德标准，人们对自身及他人言行进行评价的一种情感体验。如对祖国的自豪感、对社会的责任感、对集体的荣誉感及职业道德感都属于道德感。医护人员的职业道德就是医德，是医护人员的医疗行为准则。

（2）理智感

理智感是指人在智力活动中所产生的情绪体验，是满足认识和追求真理的需要而产生的。如人们在科学研究中发现新线索、取得新成果，学习有了进步及多次试验失败后获得成功等，这些情况下的情感体验都是理智感。理智感对推动人们学习科学知识、探索科学奥秘有积极作用。

（3）美感

美感是按照个人的审美标准对客观事物、文学艺术作品及社会生活进行评价产生的情感体验。美感包括自然美感、社会美感和艺术美感。雄伟壮丽的山脉、波涛汹涌的大海、蜿蜒的溪流、广袤的草原蕴含自然美感；高尚的品格、优雅的举止、礼貌的行为属于社会美感；扣人心弦的小说、激动人心的乐曲、巧夺天工的雕塑属于艺术美感。美感体验与个人的审美能力和知识经验有关。

（二）情绪的生理机制

1.情绪的内脏反应

实验证明，一切情绪变化都会导致机体的生理反应，引起内脏、血管、皮肤等发生变化。如在愤怒、紧张、恐惧时，交感神经兴奋、心率加快、呼吸加深加快、血压升高。当心情愉快时，表现为副交感神经活动亢进的现象，消化液分泌增加，胃肠运动加强。

2.情绪的中枢机制

从解剖学的角度来看，情绪系统始于中脑经过下丘脑的网状区和丘脑到达基底神经节和高级边缘区。从神经化学的角度来看，情绪环路具有一种或多种神经递质和单胺类物质调控着情绪的变化，如多巴胺和乙酰胆碱被认为在期待和愤怒中发挥着重要的调节功能。

（三）情绪对身心健康的影响

医学研究发现，当人处于愉快、欣喜等正性情绪时，机体的免疫力提高，有益于人的健康。而当人长期处于忧愁、焦虑、抑郁等负性情绪时，机体的免疫力下降。长期处于恶劣的情绪中，会妨碍个体的正常心理活动，导致个体的社会功能下降，影响其工作、学习和社会交往。高血压、消化性溃疡、某些恶性肿瘤等疾病与人的情绪有关，就属于心身疾病。

不良的情绪不但影响个人的生活质量，还破坏周围人的心情，导致人际关系紧张或恶化。对于正在成长中的孩子，如果长期生活在这种环境中，就会影响其身心健康，甚至导致其行为障碍。

（四）情绪调节

1.情绪调节概念

情绪调节是个体管理、调整、整合、改变自己或他人情绪的过程。在这个过程中，通过一定行为策略和机制，情绪在主观感受、生理反应等方面发生一定的变化。

2.情绪调节策略

有关成人情绪调节策略的研究主要是通过开放式问卷、个体访谈、座谈等方式。研究者不仅研究了情绪调节策略的类型，还注重研究了情绪调节策略的个体差异及情绪调节策略，并归纳出以下四种情绪调节策略。

（1）合理宣泄不良情绪

通过写日记、听音乐、唱歌、旅游、找朋友聊天、体育锻炼等方式来加以宣泄，也可以在无人的地方大声呼喊或大哭一场来解除自己的压抑情绪。

（2）转移注意力

通过转移注意力的方法来切断不良情绪的发展，利用自己的优势和兴趣爱好，把不良情绪转移到现实行为中，以弱化恶劣的情绪。切记不要把心中的烦恼和怨气发泄到周围人身上尤其是亲人身上，或采取一些不良的嗜好进行错误的应对，如抽烟、酗酒或者吸食毒品等影响身体健康的行为。

（3）升华

将自己的行为和欲望导向有利于社会和个人的、比较崇高的方向，这就是升华作用。在别人升职加薪、取得成就时，与其妒忌痛苦而情绪不佳，不如冷静理智地面对，把着眼点放在自己的事业上，全心投入学习与工作之中，一方面可以淡化自己的坏情绪，另一方面对个人和社会都有利。

（4）提升幽默感

俗话说，"笑一笑十年少，愁一愁白了头"。幽默感可以维持心理平衡，对不良情绪起到调节作用，并可控制不良情绪的发生、发展。如据传，哲学家苏格拉底在跟学生谈论学术问题时，其夫人突然跑进来，先是大骂，接着又往苏格拉底身上浇了一桶水。苏格拉底笑着说："我早知道，打雷之后，一定会下雨。"本来很难为情的场面，经此幽默就被化解了。快乐的情绪、健康的行为是人类心身健康的基石，是事业成功的坚实基础。

第三节　意志过程

人在认识客观世界的同时，还会能动地改造世界，从而表现人的意志。

一、意志的概念和特征

（一）意志的概念

人的认识活动都是有目的的。在达到某一目的过程中，往往会遇到一些困难，就需要克服困难去实现目的。意志是有意识地确定目的，调节和支配行为，并通过克服困难和挫折，实现预定目的的心理过程。受意志支配的行动叫意志行动。只有确定目标，并且通过克服困难和挫折去实现的，即受意志支配的行动，才是意志行动。

（二）意志活动的特征

意志总是表现在个体的行动之中，受意志支配和控制的行为称为意志行动。人的意志行动有以下三个主要特征。

1. 明确的目的性

明确目的性是指人在行动之前有一定的计划，能清楚地意识到自己要做什么、准备怎么做，这与动物本能的、无意识的活动有本质的不同。但有时人的行动也缺乏目的性，如"梦游"就是无目的、无意识活动，不属于意志活动。

2. 与克服困难相联系

意志活动是有目的的活动，在目的和现实之间总是有各种各样的障碍和困难需要克服。没有任何困难和障碍的活动不能算意志活动。在活动中克服困难的性质和程度，可以用来衡量一个人的意志是否坚强及坚强的程度。

3. 以随意运动为基础

人的活动由一系列动作或运动组合而成，这些运动可分为不随意运动和随意运动。不随意运动是指不以人的意志为转移的、自发的运动，如由自主神经支配的内脏活动和非条件反射活动。随意运动是以意识为中介的运动形式，人的意志活动是由一系列随意运动实现的。意志行动的目的性决定了意志行动必须在人的主观意识控制下完成，所以随意运动是意志行动的基础。工作中各种操作都是随意运动，它要求有一定的目的和熟练程度，是意志行动的必要条件。

意志行动的这三个基本特征是相互联系、不能分割的。

二、意志的基本阶段

意志行动包括对行动目的的确立和对行动计划的制订，以及采取行动达到目的，因此分为准备阶段和执行决定阶段。

（一）准备阶段

这一阶段包括在思想上权衡行动的动机、确定行动的目的、选择行动的方法并做出行动的决定。在确立行动目的的过程中，人往往会遇到动机冲突。动机冲突有以下四种形式。

1. 双趋式冲突

两种事物对个体都具有吸引力的目标同时出现，形成强度相同的两个动机。由于条件限制，只能选择其中一个目标，此时个体往往会表现出难以取舍的矛盾心理，这就是双趋式冲突。如"鱼和熊掌不可兼得"就是双趋式冲突的真实写照。

2. 双避式冲突

两种对个体都具有威胁性的目标同时出现，使个体对这两个目标均产生逃避的动机，但由于条件和环境的限制，也只能选择其中一个目标，这种选择时的心理冲突称为双避式冲突。"前遇大河，后有追兵"正是这种动机冲突处境的表现。

3. 趋避式冲突

某一事物对个体既有有利的一面又有弊端，这时所遇到的矛盾心情就是趋避式冲突。所谓"想吃鱼又怕鱼刺"就是这种冲突的表现。求美者想追求美而采取美容整形的方法，但是又怕手术的疼痛、又需要承担手术风险，这时的心理冲突就是趋避式冲突。

4. 多重趋避式冲突

当人们面对两个或两个以上的目标时，而每个目标又分别具有有利的和不利的方面，人们无法简单地选择一个目标，而回避或拒绝另一个目标，由此引起的冲突称为多重趋避式冲突。在实际生活中，人们的趋避式冲突常常表现为这种复杂的形式。

动机冲突可以造成个体不平衡、不协调的心理状态，严重的心理冲突或持续时间较长还可以引起个体的心理障碍。

（二）执行决定阶段

执行决定阶段，是执行所采取的决定。在执行决定阶段，既要坚定地执行既定的计划，又要克制那些妨碍达到既定目标的动机和行动。意志的强弱主要表现在两个方面，一方面坚持预定的目的和计划好的行为程序，另一方面制止那些不利于达到目的的行为。在这一阶段还要不断地审视自己的计划，以便及时修正计划，保证目标的实现。

三、意志的品质和培养

（一）意志的品质

人们在生活实践中所表现的意志特点是不同的，如目的的明确程度、克服困难的坚韧性等都有很大的差异。良好的意志品质包括意志的果断性、坚韧性、自觉性和自制性等。

1. 意志的果断性

意志的果断性是指个体根据客观事实，经过深入的思考，做出准确判断，当机立断地采取决定的品质。这就要求个体善于观察，对机会特别的敏感。有的人遇到机会却认识不到；或者在机会面前犹犹豫豫而错过机会；或者在机会面前没有深入思考轻易决定，鲁莽行事。这些情况都是与意志果断性品质相反的。意志的果断性体现个体的学识、经验、勇气和应对能力。与意志的果断性相反的特征是优柔寡断或不计后果的草率行动。

2. 意志的坚韧性

意志的坚韧性是指个体以顽强的毅力、百折不挠的精神克服困难，坚持不懈地努力实现目标的品质。有时目标远大，需要花费的时间长，付出的努力多，就需要坚韧的意志品质，抵制各种干扰，排除困难，执着地追求目标的实现。有时实现目标的条件不成熟，也需要坚持。坚韧性是成功者必备的意志品质。有些人遇到困难就退缩，做事虎头蛇尾，这些都是缺乏坚韧性的表现。与意志的坚韧性相反的特征是畏缩和软弱。

3. 意志的自觉性

意志的自觉性是指个体对行动目的有深刻的认识，能认识行动的意义，使自己的行动自觉服从活动的品质。有了自觉性的品质，就不会屈从于外界压力而随波逐流。缺乏自觉性的人做事容易受外界人和事物的影响，如"随大流"。与意志的自觉性相反的特征是被动性和盲目性。

4. 意志的自制性

意志的自制性是指个体善于管理和控制自己情绪和行为的品质。要想达到一定的目标，就要在精力有限的情况下，善于控制自己的情绪冲动并使自己按照预定的目的去行动，否则目标就难以达到。有些人缺乏意志的自制性，上课时困了就睡觉；临近考试，遇到看电影等邀请也不愿拒绝，这些都是缺乏自制性的表现。与自制性相反的特征是随意性和冲动性。

（二）意志品质的培养

一个人越具有良好的意志品质，其成功的可能性就越大。意志的各种品质是密切联系、相互影响的，其中以自觉性为基础。

1. 树立远大的理想和切实可行的目标

远大的理想和切实可行的目标是培养坚强意志的前提。顽强的意志来自远大的理想，具有远大理想的人必定是不畏艰险、不辞艰辛、勇于奋发前进的人。另外，要以科学的态度来分析客观现实，确立正确的、有意义的、符合社会发展要求的目标，还要与现实的学习和工作结合起来，把理想转化到现实的生活中，使自己的行动建立在自觉性的基础上，意志才会有发展的可能。

2. 讲究科学的方法，遵循渐进的规律

培养意志还要讲究方法、遵循规律。俗话说"罗马不是一天建成的"。如果违背人的身心发展规律，过分强制自己去做超出自己能力及现实的事情，反而会使人身心疲惫，于意志的培养并无益处。所以，在培养意志时，应注意选择科学的方法，将目标按渐进式进行分解，分阶段、有步骤地实施计划。一个目标完成了，对于个体是一种积极的反馈，可以增强其自信，从而更积极地完成下一个目标。这样，意志行为逐渐成为意志习惯，再强化为良好的意志品质。

3. 参加社会实践，坚持从小事做起

意志品质是人们长期的社会实践与生活中形成的较为稳定的心理品质，它在人们调动自身力量克服困难和挫折的实践中体现。但是，意志品质的培养并不局限于挫折、困难和逆境。有时取得成功后的坚持更难得、更重要。"富贵不能淫，贫贱不能移"是意志品质的完整体现。因此，我们要从小事做起，在日常生活小事中培养自己的意志品质。

4. 培养兴趣，从事喜欢的活动

浓厚的兴趣能激发巨大的能量。如果所从事的活动不能使自己感到充实并提起兴趣，就很难坚持。在条件许可的范围内，要尽量从事自己感兴趣的又符合社会要求的事业或活动。

5. 塑造健全的个性

人的高级神经活动类型（气质）及其特点是意志品质的基础，可以针对个性中的弱点进行训练。如对黏液质的人需要重视果断性训练，对胆汁质的人需要加强自制力训练。这

样有的放矢，可使人的意志品质更加完善。

意志品质在竞争激烈的现代社会中显得尤为重要。如果一个人自觉地确定合适的目标，果断地选择抓住机会，在困难面前百折不挠，最终会取得成功。从这个意义上，一切竞争都是意志力的较量。一个人在客观现实中不断培养自己的意志品质，就能获得更大的成功。

第三章　心理障碍的预防与自我调节

第一节　心理异常的主要表现

一、心理异常

心理异常是对许多不同种类的心理、情绪和行为失常的统称。类似的概念还有心理变态、心理障碍、心理疾患等。这些概念尽管名称不同，但都是与心理健康概念相对应的，反映人的各种心理活动（包括认识活动、情感意志活动及个性心理特征等）的偏离。

（一）心理异常的类别

心理异常在广义上可根据心理功能、心理状态是否发生病理性变化，分为非病理性心理异常和病理性心理异常。

1. 非病理性心理异常

非病理性心理异常是心理失衡的表现，此时心理功能、心理状态并没有发生病理性变化，通常称为"一般心理问题"。一般心理问题是轻微的心理异常，是局部心理活动暂时的异常状态，没有达到心理疾病或精神疾病的程度，不符合世界卫生组织《国际疾病分类》（第11版）对心理疾病或精神疾病的定义和诊断标准。一般心理问题中常见的情绪问题常与一定的情景性刺激相联系，也常由一定的情景性刺激诱发，脱离或消除相关的情景性刺激或经改变认知、情绪等心理调控，心理活动通常可恢复正常。例如与考试这种情景性刺激相关而在考试现场出现的熟记内容遗忘，因注意狭窄和感觉迟钝而看漏、看错文字符号等考试时情绪过度紧张的具体反应，就属于一般心理问题范畴。考试结束后或在非考试场合，这些在考试现场才出现的考试过度紧张反应便不会出现。一般心理问题是心理咨询需要处理和调整的主要心理异常问题。

2. 病理性心理异常

病理性心理异常是心理变态的表现，心理功能、心理状态已发生了病理性变化，称为"心理障碍"或"精神障碍"。狭义上的心理异常指的就是这类心理障碍或精神障碍。需要注意的是，心理障碍或精神障碍必须符合《国际疾病分类》（第11版）规定的具有"临床上可辨认的症状或行为，多数情况下伴有痛苦和个人功能受损"的定义。

心理障碍或精神障碍是心理功能、心理状态病理性变化的表现，其本质就是心理疾病或精神疾病，但在现实生活和临床实践中，通常习惯用心理障碍或精神障碍替代或指代心理疾病或精神疾病。《国际疾病分类》（第 11 版）中涉及精神疾病（心理疾病）分类与诊断内容的第六章"精神、行为或神经发育障碍"、美国精神医学学会颁布的《精神障碍诊断与统计手册》（第 5 版）等都用"mental disorders"（心理障碍或精神障碍）这个概念。

心理障碍（精神障碍）属于心理病理学范畴，与一般心理问题的区别就在于心理障碍（精神障碍）具有明显的病理性变化，与一定的情景性刺激未必有明显或必然的联系，并非一定由明显的情景性刺激直接诱发。当然，情景性刺激也可以是某些心理障碍（精神障碍）的直接诱因，例如焦虑或恐惧相关障碍、应激相关障碍、抑郁障碍等，但情景性刺激只有使当事人的心理功能、心理状态发生病理性变化，才会导致心理障碍（精神障碍）。

心理障碍（精神障碍）又可细分为精神病性心理障碍（精神障碍）和非精神病性心理障碍（精神障碍），国际上常分别简称为精神病性障碍和非精神病性障碍。

其中，精神病性障碍是指具有精神病性特征的心理障碍（精神障碍），即伴有精神病性症状的心理障碍（精神障碍）。精神病性症状的特征是：缺乏对自己的病态心理活动与行为表现的辨别能力和控制能力，也没有能力判断、区分和处理现实事物和问题，例如幻觉、妄想等。在心理障碍（精神障碍）中只要伴有精神病性症状，就属于精神病性障碍。精神病性障碍在我国通常称为"精神病"。精神病性障碍在发作时自知力严重缺失，不能应付日常生活要求或保持对现实的恰当接触。

非精神病性障碍则没有精神病性特征和症状，通常具有尚可或良好的自知力，能应付日常生活要求或保持对现实的恰当接触。有些非精神病性障碍在发作时也可出现自知力较差甚至缺失，如人格障碍中的大多数亚型、喂食及进食障碍中的神经性厌食症等，因而不可将自知力是否缺失作为区分精神病性障碍和非精神病性障碍的诊断标准。在心理障碍（精神障碍）体系中，大多数情况属于非精神病性障碍。

心理障碍（精神障碍）通常需要药物治疗和心理治疗联合进行矫治，在此基础上接受心理咨询有助于疗效的提高和巩固。

（二）心理异常的判别标准

心理异常尽管有不同的类型，但它们都会不同程度地影响个人的生活、学习和工作。因此，及时判别个体的心理是否健康是非常重要的。然而，要判别心理活动的正常或异常是相当困难的，因为异常心理活动和正常心理活动之间的差别常常是相对的，两者之间并没有明显的分界线。但是，在有些情况下两者又有实质的差异，因而不能一概而论。企图找出一种绝对的划分标准应用于判断一切异常行为是不可能的。当然，判别标准并非绝对没有，下面是前人曾论述的判别行为正常或异常的具体标准，可供参考。

1. 以经验作为标准

所谓经验的标准有两种意义。其一是指患者自己的主观经验，他们感到忧郁、不愉快，或自己不能控制自我某些行为，从而寻找医生的帮助。这种判别标准在许多心理障碍者身上常有应用，但也有某些患者则由于坚决否认自己"不正常"而正好作为其行为异常的表现。其二是指医生或咨询师根据自身的活动经验来判别他人正常或异常。这种标准应用普遍，但常因人而异，主观性较大。

2. 社会常模和社会适应的标准

这种标准以社会常模为体（组织），以社会适应为用（行为准则），也就是说在社会常模的基础上来衡量行为顺应是否完善。人总是在特定的社会环境中生活，在一般情况下，人的行为总是与环境协调相一致的。人依照社会生活的要求来适应环境和改造环境，因此，他的行为符合社会的准则，会根据社会要求和道德规范行事。这里，正常或异常首先是与社会常态的比较而言的，可以说这一标准是根据个人行为的社会意义及个人完善的社会顺应为出发点的。当然，人的社会适应行为和能力受时间、地点、习俗和文化等条件的影响，因此，这一标准也并非一成不变，以此来进行判别也会有差异性。

3. 病因与症状存在与否的标准

有些异常心理现象或致病因素在常态人身上是一定不存在的。若在某些人身上发现这些致病因素或疾病的症状，则被判别为异常。例如麻痹性痴呆、药物中毒性心理障碍等不是人人都有的，那么确定有无梅毒螺旋体或某些药物的存在就可以作为判别异常的依据。此时，实验室检查，心理、生理测验等检查具有重要的意义。这一标准比较客观，但应用的范围比较狭窄，因为不少心理障碍者并没有明显可查的生物学病因。而且，心理异常现象常常是多种因素导致的身心功能的障碍。

4. 统计学标准

这一标准来源于对正常心理特征的心理测量，它是以全体人群中具有这种特征的人数的分配为依据的。在大样统计中，一般心理特征的人数频率多为常态分布，居中间的大多数人为正常，居两端者为异常。因此，确定一个人的行为正常或异常就是以其心理特征是否偏离平均值为依据的。在此标准下，异常是相对而言的，其程度要根据其与全体的平均差异来确定。这种判别标准也是较为客观的，并可以在不少情况下采用。当然，有些行为的分布不一定是常态曲线，所以此标准也有一定的局限性。

如上所述，在心理异常的划分上，实难找出一个十全十美的、客观而又一致的标准。上列种种标准中，几乎没有一个能在单独使用时完全解决问题。但这并不是说心理活动的正常或异常就无法鉴别了。事实上，在患严重精神病时，所有的标准都是适用的，但在临界状态（边缘状态）时，则哪一种标准都难以判定。心理行为从正常范围过渡到异常范围会有许多细微的变化，而到了一定的阶段是会有突变的，这必须通过量与质辩证关系的分析才能正确判断问题。

二、心理异常的主要表现

（一）严重的心理异常

常见于重度精神病的心理异常,包括精神分裂症、双相障碍以及反应性精神病等。其主要特点为:①重度精神病症状,包括错觉、幻觉、思维障碍、妄想、情绪情感障碍等;②社会适应能力丧失,从专门的工作、技能到一般的人际交往和饮食起居都受到严重的影响;③明显的人格改变,即心理异常者与他们以往的人格特点有着明显的不同;原来很勤劳、有条理的人可能变得懒散、不修边幅,原来热情、善良的人可能变得冷漠、孤独等;④没有自知力,这是重度精神病患者的显著特点,也是区别于其他心理异常的重要特点;严重心理异常的人尽管存在重精神病症状,以及明显的社会适应障碍和人格改变,但他们对这些问题并无批判力,不认为自己存在任何障碍,因此不会主动求医。

（二）神经症

神经症属于轻度到中度的心理异常,包括焦虑症、强迫症、癔症、神经衰弱等。其主要特点是:①轻精神病症状,包括头疼、头昏、睡眠障碍、易激惹、情绪波动、注意力不集中;中枢神经系统功能失调,有癔症表现,如发作性痉挛、抽搐、肤觉消失等;②部分社会适应不良,包括社会工作过程中负担加重,日常人际关系紧张等;③部分的人格改变,这种变化会因人而异,虽然这种变化不算太大,但仍会对心理异常者有明显的影响;④有自知力,与严重的心理异常不同,中度的心理异常者对自己的心理异常有批判力,并且一般能主动求治。

（三）心身疾病

心身疾病是指病因或发病过程与心理因素明显有关的一类躯体疾病,如原发性高血压、冠心病、消化性溃疡、支气管哮喘等。其主要特点是:①心身疾病以躯体症状为主,如明确的器质性病理过程或已知的病理生理过程;②心身疾病与情绪、人格因素明显相关;③躯体变化与正常伴发于情绪状态时的生理变化相同,但更为强烈和持久,有别于神经症或精神病。

（四）心身障碍

心身障碍又称心理因素所致的生理功能障碍。它与心身疾病的区别在于,心身障碍主要表现为躯体功能障碍,但无病理形态学变化的基础,也无明显的精神活动障碍,如性功能障碍、睡眠障碍、功能性遗尿,以及内脏器官功能性障碍等。

（五）行为偏离和人格障碍

行为偏离和人格障碍的特点表现为从青春期或儿童期发展起来的持续存在的人格偏离,如偏执型人格障碍、强迫型人格障碍、循环型人格障碍、癔症人格障碍、爆发型人格障碍、反社会人格障碍等。由于这些人的待人处事和行为方式明显与正常人不同，且难以得到他人的认可，因此不能适应正常的社会生活。他们往往表现为情感和意志方面的障碍，但思维和智力并无异常。其后果主要是影响自身的人际关系，有的有反社会行为，还贻害社会。此外，不能认识到自己个性上的明显缺陷，即无自知力，也是这类障碍的另一个主要特点。

（六）颅脑疾病和躯体缺陷时的心理异常

颅脑疾病和躯体缺陷时的心理异常包括脑部器质性损害（大脑外伤、颅内感染、肿瘤等病变）所致的心理异常；大脑发育不全时的心理异常，即由先天的或儿童期的疾病引起的精神活动发育受阻，特别表现为智力及社会适应能力低下；躯体缺陷时的心理异常（如盲、聋、哑、跛等）。

（七）物质成瘾障碍和儿童青少年障碍、老年期精神障碍

物质成瘾障碍包括酒精及药物依赖，如毒品依赖；儿童精神病，如儿童精神分裂症、婴儿孤独症等；老年期精神障碍等。

（八）其他

其他心理异常包括某一特殊状态下的心理异常，如躯体疾病伴发的精神障碍，以及中毒所伴发的精神障碍等。

三、心理异常的实质

心理异常是在大脑生理生化功能障碍和人与客观现实关系失调的基础上，产生的对客观现实歪曲的反映。人们对心理异常的看法经历了一个漫长的发展历程，即使到了现代，不同的理论学派对此也有不同的看法，但有关心理异常的实质，以下两点是明确的。

首先，异常的精神活动是大脑功能障碍的表现。这种障碍有其物质基础，如脑器质性障碍、癫痫等，而且所谓的"内源性精神病"，如精神分裂症等，近年来的研究也发现精神分裂症患者的侧脑室有明显的扩张。即使是心因性精神病，也有着体质、生理生化变化的基础。美国精神病学家杰克逊认为，在神经症和精神病中，致病因素引起神经系统进化过程中高级发展水平的功能分解，形成阴性症状（如记忆障碍、智力障碍等），以及低级发展水平功能的释放或抑制释放，形成阳性症状（如情绪障碍、性本能亢进等）。而且精神疾病的功能障碍，首先丧失的是在种族和个体发展中最晚获得的以及最复杂的功能（如伦理、义务、责任等），而原始的生物本能（生理需要，如进食、性冲动等）则保存下来。这种观念有一定的道理，即大脑的发展水平越高，症状就越丰富。但这种观念不应该把大脑的高级功能和低级功能分开，两者是有机联系的。例如，抑郁症患者对什么都不感兴趣，包括性、饮食，甚至生存。

　　另外，从反映论的角度来看，心理异常是不健全的人脑对客观现实的歪曲反映，所有症状都来源于客观现实，取材于现实生活。例如，青少年的妄想内容中，主要是明星人物或外星人、机器人等。而且心理异常的人只是病理思维占上风，并非完全不正常。可见，心理异常与现实是有联系的，只不过是心理异常的人对客观现实的信息进行加工时，出现了异常。

第二节　心理健康的影响因素

　　人的心理健康是一个极为复杂的动态过程，包括许多相对独立的特质。因此，影响心理健康、导致心理障碍的因素也是复杂多样的，从生物遗传因子的作用到个体自我心理冲突，从早期教育与家庭环境问题到应激性生活事件的影响等，概括起来主要是生物、心理、社会这三方面因素综合作用的结果。

一、生物学因素的影响

　　研究表明，影响心理健康的生物学因素，包括遗传、体质、生理生化改变和病毒、细菌等诸多因素，其中，首先尤以遗传的影响最为突出。当代大量研究资料表明，在心理障碍中，尤其在精神分裂症等重度精神疾病的发病因素中，遗传占有十分重要的地位。许多精神疾病在发病原因上确实具有血缘关系从远到近而患病率也由低到高的明显倾向，这是遗传因素起作用的明显证据。其次是细菌、病毒感染所造成的影响。例如梅毒性脑膜脑炎、斑疹伤寒、流行性脑炎等中枢神经系统的传染病，就是由于细菌、病毒损害了神经系统组织结构而导致器质性心理障碍或精神失常。这些感染性疾病对于儿童的有害影响尤为严重，可以阻抑儿童心理与智力的发展，造成智力迟滞或痴呆。再次是大脑的外伤或化学中毒所造成的影响。例如因摔伤、碰伤或战争时的战伤造成的脑震荡、脑挫伤等都可导致心理障碍，如意识障碍、遗忘症、言语障碍和人格改变等。有害的有机与无机化学物质侵入人体，可以毒害中枢神经系统，造成心理障碍，如酒精中毒、煤气中毒，以及某些药物中毒等。

　　此外，某些严重的躯体疾病或生理机能障碍也可以成为心理障碍与精神失常的原因。例如内分泌功能障碍。最突出的如甲状腺功能紊乱，功能亢进时可出现敏感、易怒、暴躁、情绪不稳和自制力减弱等心理异常表现；而在甲状腺功能低下时，对于儿童可引起智力发育迟滞，对于成人则可引起整个心理活动过程的迟钝，不仅智力受损害，性格还会变得幼稚、保守和狭隘。

二、心理社会因素的影响

　　影响心理健康、造成心理障碍的心理社会因素是很复杂的，也是多方面的。其中关系比较密切的有早期经验与家庭环境，生活事件与环境变迁，动机冲突与挫折情境，不良性格和行为模式等。

（一）早期经验与家庭环境

许多心理学家都相信，个体的早期经验对其心理的发展起着十分重要的作用，而早期经验又与个体的家庭教育和环境密切相关。研究表明，那些在单调、贫乏环境中成长的孩子，其心理发展将受到限制，并且会抑制他们潜能的发展。例如，对婴儿和动物的研究结果表明，那些接受丰富的刺激、受到良好照顾的个体在许许多多的测验中将渐渐成为佼佼者。相反，一个人如果在刺激贫乏的环境中成长，则往往会对其发展产生消极影响，很多在成人期表现为能力不足的个体往往来自这样的早期环境。

另外，儿童早期与父母的关系以及父母对儿童的态度也是影响个体心理健康的重要因素。这种早期母婴关系乃至稍后的儿童与父母的关系对个体以后的人际关系和社会适应有着很大的影响。儿童如果能够在早期与父母建立和保持良好的关系，对其以后的社会适应和人际关系有着积极的促进作用。相反，如果儿童在早期不能建立与父母的亲密关系，或者早期与父母分离等都会对他们以后的成长产生消极的影响。

父母对儿童的态度和教养方式也会对儿童以后的心理健康产生影响。例如，国外很多学者对恐怖症、强迫症、焦虑症和抑郁症这四种神经症个体早期家庭关系的调查研究表明，这四种神经症患者的父母与正常个体的父母相比，表现出较少的情感温暖，较多的拒绝态度，或者较多的过度保护。中国医科大学医学心理教研室的岳冬梅对我国神经症患者早期家庭关系的研究也提供了相同的结果，即中国神经症患者的父母较正常人的父母有较少的关心和情感温暖，较多的拒绝、否认和过度惩罚。

这些研究结果表明，在个体的早期发展中，父母的爱、支持和鼓励容易使个体建立起对初始接触者的信任感和安全感。而这种信任感和安全感的建立保证了子女成年后与他人的顺利交往。而儿童早期的这种信任感和安全感的缺乏会随着儿童的成长发展逐渐形成一种孤独、无助的性格，难以与人相处，因而容易产生心理异常，特别是人际交往方面的障碍。同时，对子女的过分保护和过分严厉，也同样会影响他们的独立性以及自信心的发展，这样的个体在以后的发展中也会有较大压力，出现过分的依赖或过分的自我谴责，这些特点都会对个人的心理健康产生不良影响。

（二）生活事件与环境变迁

生活事件指的是人们在日常生活中遇到的各种各样的社会生活的变动，如结婚、升学、亲人亡故等。生活事件不仅是测量应激的一种方法，也是一项预测身体和心理健康的重要指标。例如，大量的研究结果表明，即使是中等水平的应激事件，如果连续发生，其对个体抵抗力的影响也可以累加，因而也会造成严重后果。同时，生活事件的增加产生的应激体验与各种各样的生理和心理障碍有明显的关系。如高血压、冠心病、糖尿病、类风湿性关节炎、胃肠溃疡、癌症、神经症、事故、体育活动中的操作失败以及学习成绩的下降等与生活事件的明显增加有着密切的关系。

在对生活事件与心理健康之间的关系进行解释时，一般都认为由于生活事件的产生增加了个体适应环境的压力。换句话说，个体每经历一次生活事件，都要付出精力去调整由于这一事件的发生所带来的生活变化。例如，结婚就意味着结束单身生活，开始新的家庭生活。升学、就业、谈恋爱等也会不同程度地促使个体生活的改变。如果生活事件增加，那么个体的生活变化也会增加，个体要适应这变化了的生活所付出的努力也需要相应地增加。因此，如果在一段时间内发生了太多的生活事件，个体的躯体和心理健康状况就很容易受到影响。

除生活事件的影响外，个体所处环境的巨大变迁也会使个体产生心理应激。虽然环境变迁也可以算作生活事件的一部分，但这种变化对个体适应的影响将更加突出。例如，移民研究的结果表明，新到一地的移民与当地居民以及他们原来所在地的居民相比，更容易产生各种各样的身体或精神异常。很多刚入学的大学生由于入学前后生活和学习环境的巨大变化（尤其是来自农村和偏远地区的学生），在适应新的环境时容易出现各种困难。

（三）动机冲突与挫折情景

动机冲突是指个体在有目的的行为活动中，常常会同时存在一个或数个所欲求的目标，而又存在两个或两个以上相互排斥的动机。在现实生活中，所企求的目标常常不可能全部达到，所产生的动机也不可能获得全部的满足，于是就会形成动机冲突的心理现象。因此，这种现象又称为心理冲突。心理冲突令个体在准备做出选择时，面临矛盾的情境：选择这一个的同时就要丢掉另一个。换言之，做出选择既意味着选择什么，同时又必须丢掉什么，这就使得很多情况下个体的选择很困难。

大量临床研究表明，一个人如果长期不能表达自己的愤怒和攻击情绪，就会对他的身体和心理健康产生消极的影响。而心理冲突对个体的直接影响就是心理压力，这种压力往往会增加个体适应环境的困难，对生活和工作也会产生不良的影响。如果这种冲突长期得不到解决，对个体的危害是非常大的。

挫折是指人们在某种动机的推动下要达到的目标所受到阻碍，因无法克服而产生的紧张状态与情绪反应。产生挫折的条件必须包括：①具有必要的动机和目标；②要有满足动机和达到目标的手段或行为；③必须有挫折的情境发生，如果动机和目标能顺利得到满足和实现，则无所谓挫折；④个体在实现目标过程中受到阻碍产生挫折时，必须有所知觉，如果客观上有阻碍存在，但主观上并无知觉，就不会构成挫折情境；⑤必须有对挫折的知觉与体验而产生的紧张状态和情绪反应。

引起挫折的因素是多种多样的，概括起来大致分为两类：一类是客观外界因素，包括自然环境和社会环境两个方面；二是主观内在因素。自然环境因素所致的挫折是指由于自然环境的限制常常使个人的动机不能满足，目标不能达到。如地震使人们的生命遭受到威胁而又无法逃避；水灾淹没了农田，使农民不能继续耕耘而无收成；他乡游子天涯沦落，重洋远隔难以与亲人团聚等。社会因素所致的挫折多发生于人际关系的紧张，或其他人为因素的限制而造成人们的动机与目标无法实现。如与领导关系紧张而又无法逃避；相互爱慕极深的青年因为门不当户不对或其他人为原因而不能终成眷属等。个人自身的主观内在因素包括个人的能力限制，或因生理上与心理上的缺陷使动机满足与目标实现受到阻碍。如一个身材矮小的人想当篮球运动员；一个智力缺陷者想成为出色的科学家；一个双目失明的人想当飞行员等，无论他们怎样努力和追求，恐怕也只是空中楼阁。

人们在受到挫折以后，无论挫折情境是由客观外在因素还是主观内在因素造成的，对个体的情绪和行为都会产生较大影响。常见的行为和情绪表现有攻击、倒退、固执和冷漠等。攻击是因个体的愤怒而引发的，表现有直接攻击，如对造成挫折的人或物进行嘲笑、谩骂或动手打人、摔物；也可因不能直接将行为施加在阻碍达到目标的对象上而转向其他替代物，如有的人在单位受了气，但愤怒情绪未消，因此回到家里把气出在妻子和儿女身上，或家中用具上；有的也可表现为破坏公物等。倒退是指个体在受到挫折时表现出与自己的年龄不相称的幼稚行为，即表现为童年时期的一些习惯与行为方式，或以幼稚而简单的方式应付挫折情境。如有人认为疑病症是一种倒退的表现，因为患者认为自己有病，就可能得到他人的关怀与帮助，像儿童依赖父母那样依赖他人。固执则是指个体在受到挫折后，反复不断地重复某些无效的动作。尽管这些动作并无任何作用，但仍然要继续。如受到严厉批评后，有的人就会出现不断解纽扣、来回走动或不断喃喃自语的行为。有的个体在挫折后，却表现出对挫折情景漠不关心与无动于衷的冷漠态度，这多是由个体长期受到挫折或因挫折情景中包含太多生理上的痛苦或心理上的恐惧所致。

挫折与人的身心健康关系密切，这主要取决于个体对待挫折的耐受力。耐受力强的人，能够在挫折面前不退缩、不消沉，能够从挫折中吸取教训并继续努力去奋斗，实现自己的目标。耐受力差的人则会在挫折面前退缩、意志消沉、一蹶不振，甚至出现心理障碍。因此，锻炼自己对挫折的承受力，是维护心理健康的重要方面。

（四）人格特征和行为模式

我们每个人都有自己独特的人格类型特征，这是人与人之间千差万别的原因。然而某些特殊的人格特征却往往是导致某种心理障碍或精神病的内在因素之一。研究资料表明，各种精神疾病，特别是神经症往往都有相应的特殊人格特征为其发病基础。例如强迫性神经症，其相应的特殊人格特征称为强迫性人格，具体表现是谨小慎微、求全求美、自我克制、优柔寡断、墨守成规、拘谨呆板、敏感多疑、心胸狭窄、事后容易后悔、责任心过重和苛求自己等。又如，与癔症相联系的特殊人格特征是富于暗示性、情绪多变、容易激动、善于幻想、自我中心和爱自我表现等。此外，精神分裂症被认为与孤僻离群、多疑敏感、情感内向、胆小怯懦、较爱幻想等特殊人格特征密切相关。

行为模式与心身健康的关系是由弗里德曼等人提出的。他们将人的行为分为 A、B 两种：A 型行为特点是好胜心强，雄心勃勃，时间紧迫感强，具有强烈的竞争意识和敌对倾向；B 型行为特点与之相反，表现为举止稳当，不争强好胜，做事从容不迫，易与他人合作等。通过大量的调查研究，他们发现 A 型行为者易患各种心身疾病，如焦虑症、高血压、冠心病等，其中与冠心病的发病有明显的关系：A 型行为者的冠心病发病率是 B 型行为者的两倍以上。这是因为 A 型行为的人内心的压力比较大，而 B 型行为者的心理压力相对较小。所以，从心理健康的角度来说，B 型行为特点更利于人的身心健康。

综上所述，心理健康与否，受生物、心理、社会环境等各方面因素的影响。正是多种不良因素的共同作用，导致了人心理障碍的发生与发展。而要维护心理健康，预防心理障碍的发生，也需要从改善上述各方面因素入手，其中，对自我的情绪、性格和行为的调节，是自我保健的重要内容。

第三节 自我调节与心理健康

一、情绪的调节

（一）情绪的主要种类

情绪是人对客观事物所持态度的主观体验，是人对客观事物的一种好恶倾向。人的情绪表现是丰富多样、形形色色的，有喜、怒、哀、乐、忧、思、悲、恐、惊等。心理学上，把喜悦、愤怒、恐惧和悲哀视为情绪中最基本的表现，因为这四种情绪的目的性强、复杂程度低，而强度大、紧张性高，因此具有典型性。加上这四种情绪与人的健康和疾病关系密切，故我们在此重点阐述一下。

1. 喜悦

喜悦是在盼望的目的达到后，紧张状态随之解除时的情绪体验。幽默、趣事、音乐、喜剧等也可以引起喜悦。喜悦的程度取决于愿望满足和舒适感、幽默感的程度，从满意、愉快、欢乐到狂喜等，有着许多不同层次的状态。

笑是喜悦心情的面部表现，真正的笑，两侧颜面肌肉变化对称；而带有轻蔑性的嘲笑和含有敌意的冷笑则不然，两侧颜面肌肉有不同程度的失调。由于笑可以增加心脏排血量，促进血液循环，因而使人面色红润、呼吸加强、精神焕然一新。俗话说"笑一笑，十年少"是很有道理的。实验证明，如果使一个不健康的人处于极为舒适的状态，并用语言暗示或以美妙的音乐促使其愉快（但不能达到过分激动的程度），此人血压可下降20毫米汞柱[①]，脉搏可减少8次/分，有时笑还可以缓解疾病。当然，过度的喜悦也能致病，例如大笑和狂喜可导致脑血管意外。所以，笑不可过分，那些老年高血压、心脏病、脑动脉硬化患者，尤其要控制自己的情绪，不然容易乐极生悲。

2. 愤怒

愤怒是由于人的目的和愿望不能达到，特别是一再受到妨碍逐渐积累了紧张等情绪，最终产生愤怒。可以从不满、生气、愠怒、愤怒到大怒、暴怒。愤怒的行为表现是打骂、搏斗与摔砸，包括打骂、厮打自己，摔砸自己的心爱器物等。一个人如果经常处于愤怒的情绪状态中，会导致机体一些生理指标的持续变化，如血压持续上升，引起心身疾病。因此，控制愤怒的情绪不单单对心理疾病患者很重要，对每个健康人也很有必要。长寿老人的共同经验之一是乐观、不动气，这对我们是有参考意义的。

3. 悲哀

悲哀是失去所盼望的、所追求的东西或有价值的东西而引起的情绪体验，从遗憾、失望到难过、伤心、悲痛、哀恸，渐次增强。悲哀造成紧张情绪的外部释放即是哭泣。一般认为，哭泣对健康是有利的，它可以释放积压的痛苦，而强忍眼泪则不符合心理卫生要求。不少妇女好流泪，甚至好大哭、号哭，哭过之后顿觉痛快，一切趋于平衡。当然，经常长时间的哭泣也是不利于身心健康的。

4. 恐惧

恐惧是企图摆脱、逃避某种情境的情绪体验，恐惧是由于缺乏处理或摆脱可怕情境的能力而造成的。奇怪、陌生、反常、不协调也可引起恐惧。比如，一个人脸上只生一张嘴，无眼无鼻，会给人以恐惧感；蛇的蠕动和尖利的眼舌，会使人感到恐惧；深邃、昏暗莫测的情境，尖厉的音响也常带给人恐惧感。强度极大、猝不及防的恐怖，可造成人的精神失常甚至死亡，因此，在日常生活中，我们要防止过分的、突然的惊吓。

在上面四种基本情绪的基础上，还可以出现不胜枚举的复合形式，因而产生出千万种情绪，并且还可以赋予各种社会内容，如与感知觉有关的情绪有疼痛、厌恶、愉快等。也可以有十分复杂而难以立即描述清楚的情绪体验；与自我评价有关的情绪，如有因成功而骄傲，失败而气馁以及自究罪责、悔恨等。这些情绪还可以进一步分化和复合为各种形式。以不愉快来说，疼痛引起的不快是比较单纯的；因过失而悔恨所引起的不快就包含羞耻、痛苦、怨恨、悲伤、自罪等复杂的情绪状态。

可见，情绪与人的身心健康是密切关联的。我们每个人都需要调节好自己的情绪，让愉快、积极的情绪多于抑郁、消极的情绪，并在情绪体验的强度上和时间上保持适度，这样才有利于身心健康。

---

① 1毫米汞柱 =0.1333 千帕。

（二）情绪调节的方法

一般来说，情绪的调节包括良好情绪的培养和不良情绪的消除两个方面，其方法和途径有很多，如保持良好的心境、培养高尚的情操、加强文学艺术修养、锻炼心理承受能力，以及对不良情绪给予认知的调节、行为的自我控制等。这里我们主要阐述下面三方面调节方法。

1. 有张有弛，身心和谐

人们之所以喜欢看惊险镜头，喜欢从事冒险活动，喜欢进行各种体力和脑力比赛，喜欢一些新奇的信息，是因为这些活动可以提供刺激以使情绪紧张。一般而言，适当的紧张是健康生活所必需的，因为适度的紧张可以使人们的生活富有节奏和情趣，使人的潜能发挥到最高效率状态；适度的紧张也能维持工作效率。而如果没有一定的紧迫感，总是松松垮垮是什么事情也干不成的。但是，紧张不能过度，因为超越个体负荷能力的紧张，会导致机体生理上的持续变化和心理上的疲劳，既不利于健康，也不利于效率的持续高涨。因此，个体需要在工作学习中注意有张有弛、有劳有逸，这样才可能获得最佳的身心和谐状态。

2. 适当宣泄，及时疏导

要善于控制自己的情绪，不做无克制的发作，但控制并非无限地压抑自己的情绪反应。相反，持续的压抑会导致心身障碍。所以，情绪需要有适当表现的机会，即需要将紧张压力、生活事件所导致的各种情绪给予适当的宣泄。如亲人亡故时伤心欲绝，通过号啕大哭来宣泄自己的悲痛，这是适当的情绪表现，而强忍住泪水却是有害的。所以哭泣也是一种情绪调节方式，它可使聚积的高度紧张得以释放而缓解。另外，我们在遇到烦恼时，找知心朋友倾吐积郁、发牢骚、诉委屈，即使不能得到什么有效的启迪和帮助，只要把话吐出来，心情自然会平静下来。这些都是情绪疏导的方法。

3. 乐观幽默，积极人生

乐观的人一般都自我感觉良好，能保持旺盛的生命力、精力充沛、工作富有效率，从而身心健康、生活幸福、事业成功。而悲观、忧郁的人则常自我责备、无心工作、生活灰暗，久而久之出现抑郁症、心身疾病等，有的甚至自杀轻生。所以，乐观是心理健康的重要条件。而乐观态度的养成是以科学的认识和进步的世界观、人生观、价值观为基础的，是以相信人类社会不断进步、人类生活不断改善为前提的。因此，树立正确的人生目标，建立远大的志向，从光明的一面看问题，对生活、前途充满希望和信心，从黑暗里看到晨曦，坚信严冬过后总是阳春，这些都是有助于心身健康的。乐观又常与幽默联系在一起，幽默就是有趣、可笑而意味深长，它是一种极有助于个人适应的工具。当一个人处于极为难堪的情境中或发现一种不和谐的现象时，他一方面要能客观地察见面前的事实，同时又要让自己不陷入尴尬的状态，最好的办法就是以幽默的态度去应付，这往往可以使本来紧张的情绪变得轻松。通常，乐观的人一般是善于幽默的，能用幽默来丰富生活、缓解紧张、愉悦身心。

总之，情绪调节的方法很多，我们可以根据自身的情况，或努力消除那些导致不良情绪的、影响正常生活的事件；或对那些非个人力量所能改变的现实，尽量给予理智的接受。同时，利用各种调节情绪的方法，使自己保持良好的情绪，达到身心健康。

二、自我意识的调节

（一）什么是自我意识

自我意识是指一个人对自己的认识，包括对自己和周围人关系的认识。自我意识通常以三种形式表现出来：认知的、情绪的和意志的形式。

属于认知形式的有自我感觉、自我观察、自我观念、自我分析和自我批评等，即"自我认识"。自我认识主要涉及"我是一个什么样的人""我为什么是这样一个人"等问题。属于情绪形式的有自我感觉、自尊、自爱、自恃、自卑、优越感、责任感等，即"自我体验"，它以体验的形式表现出一个人对自己的态度。自我体验主要涉及"我是否满意自己""我能否接受自己"等问题。属于意志形式的有自立、自主、自制、自强、自律等，即"自我控制"。自我控制主要表现为个人对自己的行为活动和态度的调节，以及自己对他人行为态度的调节等，如自己激励自己"一定要成为理想的那种人"，或自我提示"我一定要控制自己不发脾气"等。自我意识的上述三个表现形式综合起来，便成为一个人个性的中心内容——自我。

自我意识是人所特有的。但是，人的自我意识并不是与生俱来的，也不是一蹴而就的。它是在社会交往的过程中，随着语言和思维的发展而发展起来的，须经历一个从无意识到有意识、从不自觉到自觉的较长的发展过程。其发展过程主要有下面几个阶段。

1. 婴儿期

刚出生的婴儿没有自我意识，分不清自己和客体的区别。他们常常摆弄、吮咬自己的手指、脚趾，就像玩玩具一样。在这个过程中，儿童逐渐发觉，咬自己的手指、脚趾与咬其他玩具的感觉不一样，从而慢慢地意识到手指、脚趾是自己身体的一部分。这就是自我意识的最初级形态（自我感觉）。1岁以后的儿童开始能够将自己的动作和动作的对象区别开来，如知道由于自己推皮球，皮球才滚了，知道是自己把地弄脏的，等等。从这些活动中，儿童知道了自己和物体的关系，认识了自己的存在和自己的力量。2~3岁儿童对代名词"我"字的掌握，更标志着他们对自己的认识有了一个飞跃：从把自己看作客体（像别人一样用第三人称来称呼自己）转变为把自己当作主体来认识。从此，儿童就结束了自我意识发展的准备时期，进入一个新阶段。

2. 幼儿期

儿童的自我意识发展主要表现在自我评价能力的发展上。自我评价是指自己对本身的思想、能力、水平等方面所做出的评价。它是自我调节的主要成分，是自我意识的核心。幼儿期的自我评价有如下特点。①以成人的评价为自己评价的标准。幼儿对别人和对自己的评价都是以成人的评价为根据的。成人说哪个小朋友乖，他们也说哪个小朋友乖；成人说什么样的行为好，应该表扬，他们就会乐意去做出这样的行为。②以外部行为为评价对象，忽略行为的动机和目的。如一个幼儿在荡秋千，突然闯进一个不懂事的小孩，秋千不可避免地撞到了那个小孩的头上，这个荡秋千的幼儿就会惊恐不安，认为自己做错了事，撞伤了别人。可见，幼儿期的自我评价带有极大的依赖性和盲目性。

3. 童年期

特别是童年后期，儿童随着年龄的增长，认识能力的提高，对内心状态的注意有所加强，兴趣有所提高，开始对别人和自己的内心世界、心理品质产生了浓厚的探索兴趣，自我评价能力也出现了新的飞跃。①以自己所掌握的社会准则为评价事物的标准。小学低年级儿童和幼儿期儿童差不多，独立评价的能力还很差。到童年后期，儿童已了解了一定的社会准则和行为规范，并能以此为标准对事物做出自己的评价。如对老师所赞赏的"好学生"会持怀疑的态度，原因是认为老师光看其学业成绩而不考虑其他行为表现，如自高自大、讨好老师而对同学傲慢无礼等。②不但评价外部行为，而且也评价内心世界，如动机目的等。小学高年级的学生会说"××同学虽然学习成绩不是很好，但他确实尽了最大的努力，所以我认为他是个好同学"、"我有时候和 ×× 一起玩，但其实并不喜欢他"等。这表明，童年后期的儿童在自我评价上增强了独立性和批判性，减少了依赖性和盲目性。这是很大的进步，但总的看来，他们对自己的认识还是不如对周围环境、对他人的认识清晰。他们对观察到的事物可谈得很多，但对自己的感受、体验则谈得较少和较浅；他们评价别人比较清楚，评价自己则比较模糊。

4. 青少年时期

个体的自我意识发展已经趋于成熟。他们的自我评价能力大大提高，自我评价的独立性和自觉性都有了很大的发展。具体来说，在自我评价方面，他们具有以下特点。①能对自己的个性和行为做出恰当的评价，对自己的评价与别人对自己的评价相去不远。如自己认为自己是个智力一般，不善交往的人，别人也这样认为。②能在自我评价的基础上，对自己采取正确的态度，如自尊、自信、自爱等。③有监督和控制自己的能力，能够根据社会要求调整自己的行为，努力完善自己的个性。如意识到自己在身材、相貌上的缺陷，决心在学业、事业上加倍努力，以提升自身的社会价值；意识到自己的性格过于孤傲，就主动接触别人，了解别人，发现别人的优点等。

可见，自我意识在个体的成长和发展中有着十分重要的作用。①自我意识是认识外界客观事物的条件。当一个人还不知道自己，也无法把自己跟周围事物相区别的时候，他是不可能认识外界客观事物的，婴儿就是如此。②自我意识是人具备自觉性、自控力的前提。

人只有在意识到自己是谁，应该做些什么事的时候，才会自觉自律地去行动。例如，一个人若意识到自己是个有德行的人，他就不会假公济私或趁火打劫。③自我意识是改造自身主观因素的途径，它能使人不断地自我监督、自我修养、自我完善。因此，自我意识影响着人的道德判断和行为，也影响其个性的形成和心理的健康。比如，一个人如果自我意识不恰当，自我评价过高或过低，就会出现性格的偏执和人际关系的问题，进而又影响其情绪和心理的健康。许多研究表明，自我意识不健全与个人的性格缺陷、犯罪和精神疾病有密切的关系。

（二）自我意识调节的方法

从心理卫生的角度来说，良好的自我意识是个体人格健全、心理健康的重要条件。那么怎样培养自己良好的自我意识呢？一般来说，培养良好的自我意识包括提高自我评价、自我体验、自我控制的水平；恰当的自我展示；自尊、自爱；自我完善和自我超越等。其中，自信心的建立是维护和增进心理健康的关键因素。

所谓自信心是指一个人对自己的积极感受。"积极"意味着一种态度，一种对自己认可、肯定、接受和支持的态度；"感受"则包含自己对自己的情绪、感觉、认识和评价。可以这样认为，"自我接受"和"自我价值感"是自信心的重要内涵。

一般说来，有自信心的人具有这样一些特征：活泼、充满生气；坦诚、不伪装；虚心，勇于接受和改正缺点或错误；大度，欣赏自己，也欣赏他人；轻松，不易陷入沉重的抑郁之中；言行一致，守信用；思想开放，乐于接受新事物；幽默，对生活保持敏感和机智；勇敢，面对生活中的挑战，表现出一种大智大勇的气度；果断，在重大问题上不优柔寡断。自信心的建立，无疑是通向心理健康的重要途径。国内有学者认为，自信心的建立和维护主要从以下7个方面入手。

1. "自我形象"是由自己来控制的

一个人自信的感觉，在很大程度上受自我形象的影响。认为自我形象不好的人，往往也有严重的自卑感，深深地影响到自信心的建立。因而，为了保持自信心，我们应该充分认识到，归根结底是自己在决定着对自己的看法，是自己在决定着对待自己的态度。同时，我们也拥有改变自我形象的能力。尽管我们的自我概念和对自己的认识，在某种程度上会受到别人和外在因素的影响，如社会比较的影响，但是我们的"自我概念"或"自我形象"毕竟存在于我们的内心之中。从根本上说，它们是由自己的思维、认知和判断等来决定的。意识到这一点，将大大有助于自信心的维护。

2. 不要让别人来设定自己的生活目标

在我们的日常生活中，本来是我们自己的事情，其标准却往往是由别人来设定的。比如，"别人"（包括商业的广告和宣传）不断地告诉我们，应该做什么和不应该做什么，甚至应该怎样做、不应该怎样做等。比如，"你应该去减肥""你应该去跳舞""你应该去健身""你应该穿牛仔服"等。即使"别人"大多出于好心，甚至提的也并非坏的建议，但是，别人的"好"的标准，不一定就能成为适合我们的标准。有这样一句谚语"一个人的佳肴，也会是另一个人的毒药"，所揭示的便是同样的道理。自信程度低的人，往往非常容易受到别人的影响，往往轻易地把别人的生活标准作为自己的生活标准。这样，其自信的成分与内容便会受到外界的冲击和伤害。所以，为了保持和建立自信，我们就应该为自己设立生活的标准，或者对自己生活的标准做认真的思考，选择符合自己的思想、兴趣、个性、价值观的标准。

3. 认识和调整不现实的生活目标

我们每个人都有自己的理想和目标，并且会认真而执着地去实现它们。但是，这里也会存在这些目标现不现实的问题，有些人习惯于向自己提出高标准的要求，总是要求自己做最高水平的发挥，凡事都要做得最好。这样常常会显得十分勉强，并且每当目标不能达到或实现时，就会不断地影响自己对自己的看法，以及自信心。比如，一个人根本不具备什么相关条件，而硬要强迫自己去做世界级的电影明星；没有存款的人老是想着一夜之间便成为百万富翁。类似不切实际的目标，会使人生活于虚幻之中而迷失自我。因而，换一个角度来看问题，如果一个人立志于在影视界发展，根据自己的条件，考取影视艺术学校，或是争取从事影视工作，争取参与或扮演好角色的机会等，那么每当实现了一个目标，便会增加一分自信，继而又会帮助自己取得下一步的成功。

4. 修正消极的自我评价

一个人对自己的评价，会直接影响到自信的程度和自信心的维护。自信程度低的人，往往会陷于种种消极的思维模式中。比如，当一个人获得成功时，可能会把自己的成功归于自己的"运气"；而当他失败时，又会深深地责备自己的无能。其实，我们应该把成功更多地归于自己的努力，从而也把成功看作自己应得的奖励；而面临失败时，则尽量去考虑导致自己失败的"客观因素"，因为失败有可能并非自己的过错。有心理学家对即将毕业要去求职的大学生做了一次有关求职问题的自信心调查。结果发现，当求职被拒绝之后，80%自信程度低的学生，认为自己之所以被拒绝，是因为自己"太差了""没有吸引力""自我形象不好"等，也即把被拒绝的原因归咎于自身。这样的"自我评价"对一个人的自信心有很大的消极影响，因为即使被拒绝，也还会有许多其他原因，比如专业不对口、用人单位指标有限等。我们应该用一种积极的态度对待自己，做出客观的自我评价。

5. 看到自己的长处和力量

自信心较差的人，总是不断抱怨自己的愚蠢、无知和懦弱，总是想着自己有许多的缺点；同时，他们往往视而不见自己成功的力量，视而不见自己个性中好的品质。事实上我们每个人都有缺点和不足，也有自己的优点和长处。我们应该尽力去改变自己的缺点，同时也要接受那些我们无力去改变的不足，这是一种基本的自我接受态度。若是自身中的某些缺点是我们不能改变的，如自己的长相，那么为什么不能安然地接受它呢？同时，我们也应该学会尽量欣赏自己的长处、欣赏自己的良好品质，用这种欣赏和赞美，来增加积极的自我意识，增加自我接受程度和自我价值感，这样做也能保持和增强我们的自信心。

6.努力提高与发展自己

提高与发展自己，是我们每个人的愿望。它应该有两个方面的意义，或者说有两种思路来考虑自身的提高和发展：既从实际生活与工作中来提高自己，加深自我认识，又从内在的心理品质上来提高自己。努力工作、热爱生活，工作中所取得的每一点成绩，以及生活中所获得的每一次新的体验，都会是提高与发展自己的机会。而自信心强的人，也会重视工作与生活给自己带来的发展机会。同时，我们每个人也都需要一种内在的发展，都需要内在心理品质的提高。这也正如心理学家强调的，自我完善是人一生的历程。人的内在的发展和提高，可以通过阅读良好的书籍，吸收人类思想的精华来获得；也可以通过持续不断的个性培养和人格完善来获得，所获得的这种发展和提高，会帮助我们建立与维护自己的自尊和自信。

7.积极乐观地与他人相处

自信心差的人往往看不起自己，同时也往往看不起他人，不能积极乐观地与他人相处。由于每个人总是难免以自己主观的标准来评价事物，自信心差的人对自己往往过分苛刻，总是在自己身上找缺点和不足，因而他们也很可能以同样苛刻的态度和方式去对待别人。显然，一个人若是看不起自己，同时也看不起他人，以这样的态度与人交往或相处，那会很不利的，它会产生人际中的紧张关系，也容易被人拒绝，遭到别人的非议。而这种人际交往的挫折或失败，又反过来进一步打击和影响一个人的自信程度。因而，我们应该改变这种不利的社会交往倾向和态度。若是我们用一种积极乐观的、能够欣赏和赞美他人的态度来与人相处的话，那么就会在这样与人相处的情景、气氛和过程中收获一种对自我的肯定，同时获得别人的接受和认同。这样，我们也就能在具体的生活过程中，维护与提高自己的自信心。

三、人际交往的调节

人是具有社会性的，每个人生活在世界上，都必须与他人进行交往。一个没有交际能力的人，犹如陆地上的船，是永远不会漂流到人生大海中去的。人的社会交往，是个体能够适应环境，适应社会生活，担当一定社会角色，形成丰富健全的个性的基本途径。因此，人际交往既有社会功能，又有心理功能。

从心理卫生的角度来说，人际交往具有心理保健的功能。因为"合群"是人的天性，是人的一种需要，人们不愿孤独，不甘寂寞。为了使这种需求得到满足，人们通过相互交往，诉说个人的喜怒哀乐，增进人与人之间思想情感的交流，产生一种亲密感，发生相互间的依恋之情并从中得到欢愉，吸取力量。事实表明，"交往的剥夺"同"感觉的剥夺"一样，对人的损害是极其严重的。例如，长期关押在单人牢房的囚犯，由于交往被剥夺，从而导致精神失常的事例并不鲜见。在青年人中，我们也会发现，交往的时间和空间较大的人，往往精神生活更丰富、更愉快，而孤僻不合群的人，往往有更多的烦恼和难以排除的苦闷。

人际交往对人的心理健康意义重大。那么，怎样才能与他人正常交往、建立良好的人际关系呢？我们认为，恰当地与人交往、建立良好的人际关系，主要从以下5个方面入手。

（一）了解正确交往的原则

一般而言，正确的交往要遵循以下原则。

1. 平等原则

交往必须平等，平等才能深交。这是人际交往的第一原则。它要求在交往中体现彼此在政治上、法律上、经济上（如按劳分配和交换上）和人格上的平等。特别是人格的平等，直接影响人际关系。比如，在公共汽车里，甲乘客："同志，你踩到我的脚了。"乙乘客："怕踩脚坐小汽车去！"在商店，顾客："同志，买东西。"（正谈话的）服务员："你瞎了眼吗？我这里忙着呢！"这类现象自然会妨碍人际关系。可见，人格平等包括尊重他人的自尊心和感情，不干涉他人的私生活，不践踏他人的人身权利等。

2. 互利原则

在人们的行动中，大多数的交往是互利的。互利包括三个方面：一是物质互利，比如物品交换。二是精神互利，比如相互尊重、相互安慰等，包括心理、情感、思想、文化等方面的交流。三是物质—精神互利，即在交往中，一方从物质上得利，一方从精神上得利。比如，甲送给乙一本书，乙向甲道谢，甲得到了谢意，乙得到了实物。互利原则是符合社会现实状况的，是必须遵守的。当然，互利是有前提的，必须是遵纪守法的交往行为。

3. 信用原则

信用原则是指在人际交往中说真话、守诺言。一个讲信用的人，要做到前后一致、言行一致、表里如一。因此，人们可以根据他的言论判断他的行动，进行正常的交往。然而，如果一个人不讲信用，前后矛盾，言行不一，则无法判断这个人的动向。这就像《论语》中所说的"人而无信，不知其可也"，自然，对于这种人则无法与之进行正常交往。

4. 宽容原则

在交往中还应当宽容待人，相互体谅。与人相处，难免产生冲突和摩擦，彼此也会暴露缺点，对此，要消除冲突，相互帮助，不能蛮横粗暴，更不能动不动就断交。只要不是原则性的大问题，都应当给对方以宽容和体谅。当然，相容并不是懦弱怕事，也不是随波逐流，能相容别人的人心中有主见，目标明确，原则性强，他们容人正是为了把原则性与灵活性有机地结合起来，以便更好地达到自己的远大目标。

（二）了解影响人际关系的因素

一般认为，影响人际关系的因素主要有以下4个方面。

1. 时空接近性

俗话说，"近水楼台先得月""远亲不如近邻"。这说明时空距离是形成密切人际关系的一个重要条件。例如，大学生们由于同时入学，或年龄相当，或住在同一寝室，或经常在一个教室和图书馆一起学习，或是同乡等原因，经常接触，相互交往次数多，容易具有共同的经验、共同的话题，从而建立起较密切的人际关系。

2. 态度相似性

物以类聚，人以群分，如果两个人对某种事物或事件具有相同或相似的态度，如果彼此具有共同的理想、信念和价值观，感情上就容易产生共鸣，形成密切的人际关系。

3. 需求互补性

如果一方所表现的行为，正好能满足另一方的心理需求（如安全需求、归属需求、自尊自信需求、成就需求等），则彼此间将产生强烈的吸引力，从而能密切他们之间的关系。例如，青少年学生在评价自己的友谊时，往往说："他成绩好，知识面广，可以带动我。""我们在一起，经常在思想上、学习上互相帮助。"这说明了需求互补性是密切人际关系的重要条件。此外，还常见到不同气质的人结为好友：一个暴躁，一个随和；一个健谈，一个寡言；一个活泼，一个沉静，这都是互补的结果。

4. 外表和个性特征

个人的长相、穿着、仪态、风度都会影响人际间的吸引力，见面的时间越长，外表的作用就越小，吸引力会转入内在的特征。一般人们都喜欢热情、真诚、友好、有开拓精神、有责任感的人，讨厌自私、奸诈、冷酷的人。心理学家研究指出，阻碍人际吸引力的个性品质有：为人虚伪、自私自利、不尊重人、报复心强、嫉妒心强、猜疑心重、苛求于人、吹毛求疵、过分自卑、骄傲自满、自吹自擂、孤独固执。因此我们应坚持自我修养，培养良好的个性，这样才能与他人建立良好的人际关系。

（三）了解人际交往中常见的各种偏见

偏见往往影响人与人之间的正常交往，导致误会。影响人际交往的偏见主要有下面6种。

1. 晕轮效应产生的认知偏见

晕轮效应是指对某个人的具体局部特征的认识影响对其整体印象的认知偏差。当你对某个人印象不好时，就会觉得他做什么都不顺眼，他就会被消极否定的光环所笼罩，被认为是具有很多坏的品质；反之，当你认为某个人很好时，他就会被一种积极肯定的光环所笼罩，被赋予其他好的品质，尽管他本身并不具备。恋爱中这种晕轮效应表现为"情人眼里出西施",恋人在光环的笼罩下,许多缺点被忽略,妨碍了彼此正确深刻的了解,以至于一旦情感光环消失,便觉得对方毛病百出。晕轮效应是一种明显地从已知推及未知,由片面看全面的认知现象,往往会歪曲一个人的形象,导致不正确的评价。纠正的方法在于不要以一当十,以偏概全,凭一时的主观印象办事。

2. 刻板印象所产生的认知偏见

刻板印象是一种把人划归为固定概括的类型来加以认识的现象,它使我们对每一类人都有一套固定看法,如认为青年学生活蹦乱跳,领导干部不苟言笑等。刻板印象虽有一定的积极作用,但容易导致过度概括,产生偏见。因为同一类人中,每个人除了具有类似的特征,还有自己的个性。因此,我们不能只依据刻板印象认识他人,而要做具体观察,在实际交往中去发现和理解他人。

3. 第一印象效应所致的认知偏见

第一印象效应是指最先的印象对人的认知具有强烈的影响。如当初次与人接触、进行认知时,留下了良好的印象,这种印象就会左右自己对这个人以后的一系列特征做出解释;反之亦然。第一印象效应对交往的影响表现在很多方面。首先,它会使人际认知带有表面性。两个素不相识的人初次接触,彼此会根据对方的外貌、表情、姿态、谈吐、衣着等,做出初步的判断和评价,形成某种印象,这就容易以貌取人。其次,第一印象容易使人际认知产生片面性。第一印象体现为一种优先效应,重视前面的信息,忽视后面的信息;即使注意了后面的信息,也会倾向于认为后面的信息是"非本质的""偶然的";往往按前面的信息解释后面的信息,即使后面的信息与前面的不一致,也会屈从于前面的信息。比如,初次看到别人谈吐优雅,很有礼貌,形成了一个有教养的好印象,在日后的交往中,往往不会想到他在其他场合会有粗鲁、蛮横的行为,即使注意到了,也会认为那是偶然。所以,我们在与人初次交往时,应意识到第一印象会有先入为主的作用,尽量减少它对自己的影响,正确地认知他人;同时,也要利用第一印象的作用,加强自己的个性表现力,给人以良好的印象,为以后的交往打下成功的基础。

4. 自我投射效应产生的认知偏见

自我投射指内在心理的外在化,即以己度人,把自己的情感、意向、特征投射到他人身上,强加于人,以为他人也如此。结果往往会对他人的情感、意向做出错误评价。其表现各式各样,如情感投射表现之一是以为别人与自己的好恶相同。例如,有一个同学迷恋排球运动,结果一有同学找他闲聊,他就大谈排球之道,常常弄得人家很扫兴。此外,情感投射还表现为对自己喜欢的人越看越觉得喜欢,优点越多;对自己不喜欢的人,越看越觉得讨厌,缺点越多,表现为过度地赞扬和吹捧自己所喜爱者,过分地指责甚至中伤自己所恶者。

另一种自我投射称为愿望投射,把自己的主观愿望投射于他人身上,认为他人也应如自己期望的那样，把希望当作现实。自我投射效应的影响就在于从自我出发认知他人，自我与非我不分，主观与客观不分，认知主体与认知客体不分。而事实上，世上没有完全相同的人，自己与他人的差异客观存在。因此，在认知中我们应注意客观性，从他人的实际特点和具体情况出发去认知他人，才能免于障碍和冲突的产生。

5. 自我评价不当产生的认知偏见

自我评价不当影响人际关系的原因是：把自己看得过高，对他人的肯定性评价就会降低；把自己看得过低，则易自卑，影响对他人的正确评价。这都不利于平等待人，会损害正常的人际交往。

6. 认知的选择性导致的偏见

认知的选择性主要表现为以下三点。①根据自己的需要去看待他人。对需要的信息容易接受，对不需要的信息听而不闻、视而不见。②总是从已有的经验出发，去认知他人的信息，对之进行猜测、判断和评价。③认知的角度不同，对同一认知对象的评价结果也不同。当学音乐的人和学理科的人一同评价同一人时，学音乐的说这个人乐感好，感受性强，有才华；学理科的则说这个人逻辑性差，不灵活，很笨。两者对同一对象的评价完全不同就是因为认知角度不同。

要纠正认知选择性造成的偏见，就必须了解认知选择性的规律。一般来讲，人们往往对与自身关系密切的信息感兴趣，如大学生对学习、交友、恋爱、就业等问题很感兴趣。同时，人们又倾向于选择以肯定形式出现的信息，而不愿意接受以否定形式出现的信息。对于他人鼓励、赞扬、支持自己的言语及态度，容易听进去，并感到高兴；对于否定性的言语和态度不易接受，并感到恼火。另外，人们也往往乐于接受新鲜的消息，而不愿老生常谈。所以在人际交往中，人们总是对新闻感兴趣，也容易接受具有权威性的信息，乐于知道社会及他人的信息。因此，我们就应注意全面搜集信息，克服认知选择性造成的偏见。

（四）克服交往的心理障碍，培养健康的交往心理

人际交往的本质就在于其双向性，体现为一种互动的过程。别人对我们一个亲切的微笑、善意的举动，就会引起我们友好的体验和反应。同样，我们期望他人对我们表示友好，就要先表露善意诚恳的举止言行。因此，交往中的任何一种沟通都不是单向传导，而是会唤起反馈的。这种反馈是互酬的，是对应的。这时，相互心理关系上是平衡的。但若双方的信息反馈不对应，即一方的友好试探得不到相应友好的酬答，交往就会产生障碍。"敬人者人恒敬之"，古人的这个说法按照现代社会学分析，可称为"同类反应法则"。根据这条规律，有效的交往就首先取决于一个人从自己这一方多多检点言行举止，克服心理障碍，寻求最佳的交往之道。

1. 摆脱孤独感

孤独感在各个年龄阶段都会产生，而在青少年时期有其心理上的独特性。从心理上分

析,青年初期最为重要的心理成果就是发现了自己的内部世界。随着心理的成熟,青年人越来越发现自己与其他同龄人之间的心理差异,意识到自己具有与众不同的特点,产生了与人交往、了解别人内心世界并被其他人接受的需要。如果这种需要得不到满足,感到"自我"无法找到理想的依附之处,便会感到空虚,产生孤独感。同时,青年人还面临一个自我同一性的问题,即关心自己是怎样的人,会成为怎样的人,以及自己在别人心目中的地位。因此,一方面会觉得自己心中有许多不愿轻易告人的秘密,有一种闭锁心理;另一方面又渴望别人真正地了解自己,能彼此以心换心地沟通思想。在觅不到这样的知音时,便会陷入惆怅和苦恼,觉得自己与世界存在着一层隔膜。

摆脱孤独感的基本途径就在于改变不适应的处世态度和生活方式,开阔生活空间,在积极的交往活动中与他人进行心灵沟通。一个人在紧张和充实的生活中,是无暇顾及孤独的,只有在无所事事时才会感到寂寞和空虚。所以,闲暇时间积极地从事各种兴趣活动,如集邮、摄影、种花、养鱼、欣赏音乐、研讨文学等怡情益智的精神活动和健心强身的体育活动,能够使自己觉得生活是充实而富有乐趣的。同时,积极参加各种社交活动,社交圈子逐渐从亲朋好友、同学同事中扩展开来,有更大的择友范围,也就更能找到知音。当自己感到被人所理解、所接纳,并与别人心理相容的时候,更会抛弃狭隘的自我,抛弃自我封闭的孤独感。

2. 战胜自卑和羞怯

自卑和羞怯常常使人不敢大方地与人平等交往。虽然主观上有与人交往的强烈欲望,但在现实中,则不敢进入社交圈子,唯恐受到别人的拒绝和耻笑,而在与人交往时又会出现脸红心跳、张皇失措的现象,严重者表现为"社交恐惧症"。

自卑感的原因很复杂,有的是由于生理上和智力上的缺陷;有的是由于家庭教养方式不当或缺乏家庭温暖;有的是由于过去遗留下来的心灵创伤或长期以来形成的压抑和焦虑感;有的是由于性格古怪,不易合群,或经常受人嘲笑;有的是由于原来自视过高,遭受挫折后却一蹶不振,自暴自弃;也有的只是由于暗暗同别人比较后发现了自己的弱点而心灰意冷,自怨自艾。一般说来,自卑感强的人较多是性格内向、勤于反思而又敏感多疑者。他们的自尊心很强,但他们不是积极进取以获自尊,而是消极退避以保护自尊。正是为了追求一种自尊心不受伤害的安全感,为了不在别人面前暴露自己的弱点,于是不愿坦率地与人交往,对集体性的或富有竞争性的社会活动采取躲避的态度。自卑感强的人唯恐别人看不起自己,实际上他人的轻视正是因为自己过低地估计了自己,由于他们自己的自卑、退避行为造成的。实际上,每个人都有各自的长处和短处,与人比较是为了取长补短,促使自己进步,大可不必因此而不敢与人交往。在坦率的交往中,显露才能和暴露缺点都是十分正常的。通过与人的相互作用,才能学会正确地评价别人和自己,在共同活动中每个人都可能获得自尊和抛弃自卑心理。

羞怯是绝大多数人会有的一种普通情绪体验，但若达到一种不正常的程度，或者与自卑感联系在一起，就会严重妨碍人际交往。有的人站在陌生人面前，会感到心理上有一种无形的压力，似乎自己正在被人审视，不敢迎视对方的目光，他们缺乏交往的信心和勇气，交谈时面红耳赤，虚汗直冒，以至于张口结舌，语无伦次，其极端表现就是"社交恐惧症"，这是一种变态的心理现象。他们的特征是对正常的社会活动有一种超常的害怕和焦虑反应。他们对自己的神态举止和言谈过分敏感，但越在意自己的言谈举止，就越是无法恰当控制自己的失态行为，在别人面前就会感到异常紧张，口齿不清。他们越是提醒自己不要脸红，偏偏越是脸红得厉害，而不自然的面部表情和行为通过反馈更加强了他们的紧张意识，形成恶性循环。以前交往中的受挫经验，消极的自我暗示，会使他们对交往情境形成一种条件反射般的害怕心理。

战胜"社交恐惧症"，关键在于树立交往的信心。充满自信的交往，才能在精神上和肌肉上都有所放松，从而显得坦然自若，沉着镇定。心理的镇定，自然会使人的自主神经系统安宁下来，对面部和举止的适当反应都能起到良好的反馈作用。一次成功的社交经验，会极大地破除社交神秘感，从而学会自然大方地与他人交往。

3. 克服嫉妒心理

嫉妒包括嫉妒心理和嫉妒行为两个方面。嫉妒心理，是当个体的私欲得不到满足时，对造成这种不满足的原因和周围已得到满足的人产生的一种不服气、不愉快等的情绪体验。在嫉妒心理的支配下，可以产生嫉妒行为，但也可以只有嫉妒心理而不表现出嫉妒行为。

对于嫉妒，有的人能克制自己不采取攻击性言行，控制它，适应它，使之逐渐淡化，甚至能够利用它转化为积极的竞争行为。而有的人则不能把握这种情感，使之向消极的一面转化，产生痛苦、忧伤、攻击性言行，导致人际冲突和交往障碍。因此，有必要克服、解决好人际交往中的嫉妒情绪，应促使其向积极方面转化，通过控制、竞争、努力来实现自身的优势。这就要做到：①认清嫉妒的危害性是打击别人、贻误自己；②正确认识自己，摆正自己与别人的位置，其实，自己在某一方面胜过别人，别人又在某一方面高于自己，这些都是正常现象；③克服私心，加强修养，喜欢嫉妒别人的人，往往只想到自己，而不想到别人，归根到底是"我"的位置过于膨胀，私心太重。

4. 克服猜疑心理

人际关系的猜疑心理，是由人们对人际关系、对自己不正确的伤疤心理所引起的。有这种心理的人对别人总是抱有不信任的态度，认为人都是自私的，人生带有很大的虚伪性，因而很难有什么信任可言，在这种心理的作用下，总是以一种怀疑的眼光看人，对人存有戒心，自己不肯讲真话，戴着假面具与人交往。疑心是交往的大敌，疑心产生的原因首先是自我意识太强，对周围人们的议论比较敏感，担心别人在背后说不利于自己的话；其次是误会，错误地理解他人的言行，轻信流言蜚语。

消除疑心最根本的方法是去掉私心杂念。著名的无产阶级革命家陶铸有一句名言最为深刻："心底无私天地宽。"当人产生猜疑之心时，应立刻提醒自己，暗示自己："这样想只会把事情弄糟，无助于问题的解决。"当人产生猜疑之心时，不妨来个角色互换，站在对方的立场上处理和思考这个问题，这样可使自己的头脑冷静下来。

（五）培养交往风度

良好的社交风度是成功交往的基本条件，因为它制约着一个人在交往对象心目中形成的印象，也制约着对方以何种方式做出反应。

人的社交风度是其种种心理素质和相关的外部体现，它能反映一个人的道德品格、思想感情、性格气质、学识教养、处世态度及交往诚意。交往风度是人在交往活动中的一切言行举止的概括，包括精神状态、待人态度、仪表礼节、行为神态和言行谈吐等。

1. 饱满的精神状态

与人交往，神采奕奕，精力充沛，显得富有自信，就能激发对方的交往动机，活跃交往气氛。如果萎靡不振，无精打采，就显得是在敷衍对方，即使你有交往诚意，对方也会感到兴味索然乃至不快。

2. 诚恳的待人态度

不管是什么样的交往对象，都应以平等的态度对待之，要诚恳而坦率。不俯仰讨好尊者，也不藐视冷落卑者，做到不卑不亢。端庄而不过于矜持，谦逊而不矫饰作伪，充分显示自己的诚挚之心。

3. 洒脱的仪表礼节

根据人际吸引的原则，一个人风仪秀整，俊逸潇洒，就能产生使人乐于交往的魅力。仪表魅力不只取决于长相和衣着，更在于人的气质和仪态，这是人内在品格的自然流露。徒有其表而缺乏礼仪的人会给人以"绣花枕头"的印象。得体的礼仪能增加人的交往风度。因此，在交往时应注意衣着服饰与自己的气质、体形、年龄、身份、场合相符，讲究基本的称呼、问好、告辞礼节以及交往时的姿态。

4. 适宜的行为神态

人的神态和表情，是沟通人际间的思想感情的非言语交往手段，是交往风度的具体表现方式。面部肌肉放松，微带笑容，是一种轻松友好的表示；而脸若冰霜，则使旁人不敢亲近。朴素大方，温文尔雅的行为习惯，能正确表达自己的良好愿望；粗俗不雅的动作则使人生厌。分寸得当的交往距离能使彼此都感到舒适坦然；过度亲热和冷淡则容易引起对方误会。在异性交往上的分寸感尤为重要。

5. 高雅的言辞谈吐

曾有一位心理学家说过，在造就一个有教养的人的教育中，有一种训练是必不可少的，那就是优美而文雅的谈吐。一个人谈话的水平，很能反映他的文化水平和道德修养，并对他人产生不同的心理效应，影响交往的效果。因此，我们在说话时应注意用词准确通俗，语音、语调恰当，不要喋喋不休；说笑话要掌握分寸，谈话中语言不要拖泥带水，否则会使别人不得要领。语言必须通俗，让人一听就明白，在非专业性交谈中不要使用专业术语，除非双方学的是同一专业。语言文字应朴实无华，既不要滥用词汇，使人产生故弄玄虚之感，也不要干巴枯燥，令人感到索然无味。谈话时可根据交谈的内容采用相应的语音语调，帮助对方理解，不让人产生矫揉造作之感。

　　总之，要建立良好的人际关系，从个人来说，应该做到四个"于"字：严于律己——重视个人修养，扮演好自己的角色；宽于待人——待人以诚、以尊重、以宽容，多"将心比心"；善于沟通——多交往，适当运用交往技巧；乐于助人——热心为他人分忧解难，也乐于与他人分享喜悦。

第四章　常见心理卫生问题

第一节　抑郁障碍

现代社会繁忙的生活、竞争的加剧，使抑郁成为人们一种常见的情绪体验，比如悲观、失望、沮丧、缺乏自信、兴趣爱好丧失、总感觉没有精力等。"今天我很郁闷""今天你抑郁了吗"等类似声音已经不绝于耳。抑郁情绪几乎笼罩着大多数人。

抑郁是一种症状，对一个有抑郁情绪的人，要判断自己的这种心情不好到底只是单纯的心情问题还是一种病症，可以通过以下常见表现来进行分析。

①看自己体验到的抑郁症状情况。比如查看一些主要的症状如情绪低落、思维迟缓和意志减退等是否都出现在自己身上。

②看自己的社会功能有没有受到什么影响。比如正常的学习、工作、生活有没有因此受到很大的干扰，自我感觉是不是很痛苦等。

③看自己抑郁症状持续的时间。如果判断罹患某种疾病，那么与之相关的症状一定要持续一段时间。比如要判断为抑郁症，那么抑郁症状一定持续了两周以上。

如果只有一些轻微的抑郁症状且持续时间不长，那么抑郁只是一种正常的情绪体验，适当调节自己的心态即可。

判断是正常人的抑郁情绪还是抑郁症对于临床医生和患者本人来说都非常重要，因为这不但关系到某些严重抑郁患者能否获得及时诊断和治疗，而且这两种情况的干预方法和效果也存在很大的差异。接下来我们将介绍有关抑郁症的一些知识。

抑郁症是一种全球常见病，据世界卫生组织2021年数据，全球估计有3.8%的人口受抑郁症的影响，每年有超过70万人因抑郁症自杀身亡。抑郁症其实是一种心境障碍，是一组以心境显著而持久的改变（高涨或低落）为基本临床表现，并伴有相应思维和行为异常的一类精神障碍。抑郁症常缓慢起病，往往先有失眠、食欲缺乏以及各种躯体不适感。需要注意的是由精神因素诱发抑郁的病例起病较急。抑郁症具有晨重夕轻的昼夜节律，以及春秋季节重夏季轻的季节性规律，并多有焦虑情绪，女性患者月经期焦虑症状加重。本病病程呈发作性，间歇发作或与躁狂症状交替发作，有较为明显的缓解期。每次发作持续时间因人而异，多数为6个月，少数发作持续长达1~2年。病程的长短与年龄病情严重程度以及发病次数有关，一般发作次数越多或者年龄越大，病程持续时间就越长，缓解期也相对缩短。

一、抑郁症的病因

（一）遗传因素

为什么面对同样的精神刺激,有些人患病,而有些人却不会患病呢？这就涉及遗传问题。研究表明,如果一个人有抑郁症家族史,那么这个人患抑郁症的概率要比普通人高 2~10 倍。

（二）生化因素

一个人患有抑郁症时,大脑中往往有些被称为神经递质的化学物质出现减少。研究认为,如果 5-羟色胺和去甲肾上腺素这两种神经递质之间不平衡,就可以导致抑郁症或焦虑症。5-羟色胺和去甲肾上腺素的减少常常导致情绪低落、动力下降以及食欲和性欲改变。

（三）社会与环境因素

一些研究提示,重大应激性事件,如离婚、重病或屡遭不幸,是导致抑郁症的重要原因。日常压力对我们的身体也有看不见的不良影响,可以促成更大范围的疾病,包括心脏病、感冒和抑郁症。对于抑郁症易感人群,如果持续处于暴力、忽视、虐待或贫穷之中,那么患上此病的概率会更大。

（四）躯体疾病因素

许多躯体疾病和状况,如中风、心脏病、癌症、慢性疼痛、糖尿病、内分泌紊乱和许多疾病晚期均可导致抑郁症。如果一个人患有躯体疾病,并伴有情感淡漠或者无法解决自己的基本生理需要,应该及时与医生联系,这些症状有可能是对躯体疾病的情绪反应或主观反应,也可能是这个人合并有需要治疗的抑郁症。

（五）其他因素

一些药物可以导致抑郁症（如利血平）,饮食方面缺乏叶酸与维生素 B_{12} 也可能引发抑郁症状。另外,经常过度饮酒也可能导致抑郁症。

二、抑郁症的分类

（一）内源性抑郁症

内源性抑郁症是由躯体内部因素所引起的抑郁症,病因目前还不十分清楚,可能与心理－社会因素、遗传因素、神经内分泌和中枢神经递质功能异常有关。

内源性抑郁症根据其病程特点可分为双相情感障碍（躁狂和抑郁交替发作）和单相情感障碍（只有抑郁发作）,但绝大部分属于单相情感障碍。

（二）反应性抑郁症

反应性抑郁症又称心因性抑郁症,属于外源性抑郁症,由强烈的精神刺激(如突发事件、重大变故)或持久的精神紧张(如长期的学习、工作、生活压力)等应激因素作用起病。

反应性抑郁症分为3种主要类型,最多见的是抑郁癔症型,有大哭大叫的举止行为,有时有夸张的疑病倾向,少有自责,多责备他人。其次是抑郁-妄想型,有被迫害妄想表现,还可有人格解体、非现实感出现。最后是虚弱-抑郁型,以虚弱和无力感为主,也可发展为木僵状态,病程较持久。

（三）抑郁性神经症

抑郁性神经症又称神经症性抑郁,区别于其他精神病性抑郁症,属于神经症范畴。在所有类型的抑郁症之中,病症程度最轻。它由社会心理因素引起,也往往与患者的个性偏离有关。有些医生、学者认为"神经衰弱"即抑郁性神经症。

（四）隐匿性抑郁症

隐匿性抑郁症是一组不典型的抑郁症候群,以躯体不适感为主,其抑郁情绪并不十分明显,突出的表现是持续出现多种躯体不适感和自主神经系统功能紊乱症状,如头痛、头晕、心悸胸闷、气短、四肢麻木及全身乏力等。

（五）继发性抑郁症

在使用某种药物后或在患器质性脑病、严重的躯体疾病,以及除情感性精神病之外的精神病基础上发生的抑郁症叫继发性抑郁症。

三、抑郁症的发病机制

（一）胺代谢假说

目前已被多数学者所接受。此学说认为由于遗传方面的缺陷使大脑内儿茶酚胺的神经递质功能出现相对或绝对的不足,从而导致抑郁症出现。

（二）中枢神经系统生化改变学说

随着年龄的增长,中枢神经系统可产生各种生化改变,中枢神经递质和神经内分泌的改变,如去甲肾上腺素系统、5-羟色胺系统、乙酰胆碱系统、促肾上腺皮质激素系统等的变化,对抑郁症的发病起重要作用。

（三）生物节律变化学说

抑郁症的临床表现,特别是睡眠障碍和昼夜性的心境变化,提示与昼夜节律同步障碍有关;随着年龄增长而发生的睡眠周期紊乱则提示昼夜节律障碍,有可能成为抑郁症的病因。

（四）大脑组织老化学说

研究表明，大脑皮质普遍萎缩与老年人记忆力定向减退有关，老年抑郁者脑 CT 显示脑室扩大和脑密度降低。有学者报道，晚发型老年抑郁症患者比早发型患者的脑室扩大和皮质萎缩现象更明显，提示大脑组织的退行性改变。该发现可能对老年抑郁症的发病具有病因学意义。

（五）白细胞介素学说

20 世纪 90 年代以前，大量关于抑郁症细胞免疫功能的研究显示，抑郁症有免疫细胞数量的改变和细胞免疫功能的改变。之后，抑郁症的免疫学研究从细胞水平发展到细胞因子水平，其中研究最多的是白细胞介素，其机制可能是白细胞介素调节肾上腺素、乙酰胆碱或 5– 羟色胺的功能进而影响促肾上腺皮质激素的释放和分泌，最后引起皮质醇升高。下丘脑 – 垂体 – 肾上腺轴活动增加反过来对白细胞介素 –1、白细胞介素 –6 的分泌有抑制作用。

四、抑郁症的临床表现

（一）情绪忧郁

持续性情绪低、忧郁、心境恶劣是抑郁症的典型症状之一。这类情绪低落的压抑状态是原发性的、内源性的，即在无明显外界因素作用下发生的。患者呈现特殊的哭丧面容，两眉紧锁、愁眉苦脸、双目凝视、面无表情、暗自流泪是常见的临床表现。

（二）焦虑和激越

焦虑和抑郁常相伴出现，抑郁症患者中伴有焦虑症状者约占总体的70%。常见的焦虑症状为坐立不安，心神不宁，出现莫名其妙的惊恐、多虑和焦躁，是一种病理性的紧张、恐惧状态，还可出现易激惹、易发怒。这种焦虑症状突出的抑郁症被称为"激越性抑郁症"，多见于更年期抑郁症患者。

（三）脑功能下降

脑功能下降通常表现为思维困难，脑力劳动的效率明显下降。一向思维敏捷的科技人员或白领人士患抑郁症后，很难胜任日常工作，更谈不上有创造性；平时学习优秀的学生患抑郁症后成绩明显下降。不少患者谈到自己的主观体验时说："整个头脑犹如一桶糨糊。"

（四）思维消极

忧郁心境可导致思维消极、悲观和自责、自卑，犹如戴着有色眼镜看世界，感到任何事情都困难重重，对前途悲观绝望。患者把自己看得一无是处，对微不足道的过失和缺点无限放大，感到自己对不起他人、家属和社会，认为自己罪恶深重，是一个"十恶不赦"的坏蛋。有的患者还感到活着毫无意义，生活在人世间徒然受苦，只有一死才能逃出苦海得以解脱。这种自杀意念强烈者如果得不到及时的医治或监护，自杀概率会相当高。

（五）精神运动性迟滞

精神运动性迟滞的典型表现是行动迟缓，精力减退，缺乏兴趣和活力，总感到心有余而力不足，家务和日常活动都懒得去做，整天无精打采、身心疲惫，严重者呆若木鸡或呈抑郁性木僵状态。患者对周围一切事情都不感兴趣，对工作没有一点儿热情，平素衣着整洁的人也变得不修边幅。

（六）躯体症状

躯体症状的主要表现有食欲减退、体重下降、性欲减退、便秘、阳痿、闭经、乏力等。躯体不适感可涉及各脏器，自主神经功能失调的症状较常见。抑郁症的躯体症状往往查无实据，且多为非特异性的，难以定位。

（七）睡眠障碍

抑郁症患者常伴有顽固性睡眠障碍，发生率高达98%，表现为失眠、入睡困难、早醒、睡眠节律紊乱、睡眠质量差等形式。抑郁症患者早醒尤其是在清晨3～5时醒来，此时情绪最为低落，自杀的危险性最高。

（八）自杀观念和行为

人们之所以称抑郁症为"第一心理杀手"，就是因为没有任何一种心理疾病或精神疾病有如此高的自杀率。

五、抑郁症的诊断

（一）病史

详细询问患者有无既往病史、家族史、遗传史等，并探求病因，以利于疾病的诊断。

（二）体格检查

要对患者进行系统的全身检查，排除器质性病变。

（三）临床表现

抑郁症主要表现为情绪低落、思维迟缓、兴趣索然、精力丧失、自我评价过低，因而导致生活能力减弱和职业功能减低、工作效率下降。

（四）诊断标准

1. 症状标准

根据中国精神疾病分类及诊断标准（CCMD）目前为第3版（CCMD-3）的定义，抑郁症发作以抑郁心境为主，并在以下的9项症状中，至少有4项症状。

①对日常活动丧失兴趣、无愉快感；

②精力明显减退，无原因的持续疲劳；

③精神运动性迟滞或激越；

④自我评价过低或自责，或有内疚感，可达妄想程度；

⑤联想困难，或自觉思考能力显著下降；

⑥反复出现想死的念头，或有自杀行为；

⑦失眠，或早醒，或睡眠过多；

⑧食欲缺乏或食欲减退、体重明显下降；或食欲增加、体重明显增加；

⑨性欲明显减退。

2. 严重标准

社会功能受损，给本人造成痛苦或不良后果。

3. 病程标准

病程持续至少两周。

六、抑郁症的心理调节方法

（一）一般性抑郁情绪的调节

1. 内在方法

①安静下来。整理一下自己的思绪，找出抑郁的根源（表面的、潜在的），如离婚、丧偶、被拒、失恋等；或是认为自己没有价值、一无是处、无自信心；孩子管教问题、经济压力等。

②改变思想。尽量将消极的思考模式转变成积极的思考模式，如对半杯水的两种看法，悲观的人永远只看到失去的部分，乐观的人永远庆幸剩下的部分；悲观的人说没有希望，乐观的人永远怀有希望。思维模式的不同，可以决定一个人对人生"苦难"积极或消极的响应。

③肯定自己的价值。不要因为一次的创伤或失败就全盘否定自己，要了解失败与成功的含义，对人生保持热情和昂扬的斗志。

2. 外在方法

①寻求协助、辅导。勇于面对自己的困境，主动寻求帮助。

②参与支持团体。比如面对亲人的亡故，生者可以参加有类似经历的人组成的团体，大家在一起共同接受失落的事实，生者也可借此互相谈论、分享对逝者的失落感受，通过倾诉来缓解自己内心的悲苦。

（二）抑郁症的心理调节方法

对有明显心理社会因素作用的抑郁症患者，在药物治疗的同时还应进行心理治疗。支持性心理治疗通过倾听、解释指导、鼓励和安慰等手段，帮助患者正确认识和对待自身疾病，使其主动配合治疗。认知疗法、行为治疗、人际心理治疗、婚姻及家庭治疗等的一系列治疗技术，能帮助患者识别和改变认知扭曲，矫正患者的不良行为，改善患者的人际交往能力和心理适应能力，提高患者家庭和婚姻生活的满意度，从而减轻患者的抑郁症状，调动患者的生活积极性，提高患者解决问题的能力和应激的能力，促进健康，预防复发。

第二节　焦虑与恐惧相关障碍

快节奏、高竞争是现代人主要的生活状态，加之居住条件拥挤、噪声吵闹、环境污染、人际关系复杂等，人们就比较容易烦闷、紧张、焦虑和不安。焦虑是人们面对生活状态的一种心理防御措施，但如果这种焦虑反应发展为一种症状时，问题就比较严重了，如手机焦虑症、考试焦虑症等。

焦虑症即通常所说的焦虑状态，全称为焦虑性神经症。它是一种具有持久性焦虑、恐惧、紧张情绪和自主神经活动障碍的脑功能失调，常伴有运动性不安和躯体不适感。焦虑症可进一步分为急性焦虑症（惊恐发作）和慢性焦虑症（广泛性焦虑症）。焦虑症常见于20～40岁的人群中，且女性发病率高于男性。

一、焦虑症的病因

（一）遗传因素

现代医学研究认为，焦虑症的易感因素与遗传因素有关，且惊恐障碍与广泛性焦虑障碍具有不同的生物遗传学基础。

（二）心理因素

焦虑症患者的焦虑多源于内在的心理冲突。

（三）社会因素

引起焦虑的原因还有社会或环境因素。经济上的困难和压力、感情及婚姻上的挫折和人际交往，集体融入上的受挫，都可能成为焦虑症的应激源。

二、焦虑症的发病机制

（一）心理动力学模式

精神分析学派认为，焦虑的产生源于本能欲望与现实、个体与社会、人与人之间的矛盾冲突。如人们因谋求某些益处而追求生活状态的改变，但同时又担心、害怕伴随而来的新的要求与适应问题，当冲突无法解决时，便会产生焦虑感。

（二）神经生物学模式

神经影像学和神经递质研究发现，某些特定脑区的功能异常，去甲肾上腺素、一氧化氮、肾上腺素受体、胆囊收缩素和下丘脑－垂体－肾上腺轴等功能紊乱，均可能与焦虑的发病有关。

（三）社会学模式

由于个体处于急性或慢性的应激状态、刺激超过了可能耐受的强度、应对机制失败、个性脆弱、机体功能状态被削弱、缺少社会支持等原因，正常的反应便向病理的心理生理障碍过渡，正常的应激过程便向病理的应激性障碍过渡，最终产生焦虑。

三、焦虑症的症状表现

（一）生理性紧张

焦虑症患者常常觉得自己不能放松下来，全身紧张，面部绷紧，眉头紧皱，表情紧张，唉声叹气。

（二）自主神经系统反应过强

焦虑症患者的交感和副交感神经系统常常会超负荷工作。患者出汗、眩晕、呼吸急促、心动过速、身体发冷发热、手脚冰凉或发热、胃部难受、大小便过频、喉头有阻塞感。

（三）对未来的担心

焦虑症患者会过度担心未来，为未来的不确定的事情感到忧心忡忡，他们过分担心亲人的生命安全、财产的得失和健康的水平。

（四）警觉性提高

焦虑症患者每时每刻对周围环境的每个细微动静都充满警惕，他们无时无刻不处于警惕状态，因而就影响了他们正常的生活、学习和工作。

四、焦虑症的诊断标准

（一）广泛性焦虑障碍

1. 定义

广泛性焦虑障碍是一种以缺乏明确对象和具体内容的提心吊胆及紧张不安为主的焦虑症，并有显著的自主神经功能紊乱症状、肌肉紧张及运动性不安。患者因难以忍受又无法解脱而感到痛苦。

2. 症状诊断标准

（1）症状标准

①符合神经症的诊断标准。

②以持续的原发性焦虑症状为主，并符合下列2项：经常或持续的无明确对象和固定内容的过度恐惧或提心吊胆；伴自主神经症状或运动性不安。

（2）严重标准

社会功能受损，患者因难以忍受又无法解脱，而感到痛苦。

（3）病程标准

符合症状标准至少已6个月。

（4）排除标准

①排除甲状腺功能亢进、高血压、冠心病等躯体疾病的继发性焦虑。

②排除兴奋药物过量、催眠镇静药物或抗焦虑药的戒断反应，强迫症、恐惧症、疑病症、神经衰弱躁狂症、抑郁症或精神分裂症等伴发的焦虑。

（二）惊恐发作

1. 定义

惊恐发作是一种以反复的惊恐发作为主要原发症状的神经症。这种发作并不局限于任何特定的情境，具有不可预测性。惊恐发作作为继发症状，可见于多种不同的精神障碍，如恐惧性神经症、抑郁症等，并应与某些躯体疾病鉴别，如癫痫、心脏病发作、内分泌失调等。

2. 症状诊断标准

（1）症状标准

第一，符合神经症的诊断标准。

第二，惊恐发作需符合以下4项：①发作无明显诱因、无相关的特定情境，发作不可预测；②在发作间歇期，除害怕再发作外，无明显症状；③发作时表现强烈的恐惧、焦虑及明显的自主神经症状，并常有人格解体、现实解体、濒死恐惧或失控感等痛苦体验；④发作突然开始，迅速达到高峰，发作时意识清晰，事后能回忆。

（2）严重标准

患者因难以忍受又无法解脱而感到痛苦。

（3）病程标准

在1个月内至少有3次惊恐发作，或在首次发作后继发害怕再发作的焦虑持续1个月。

（4）排除标准

第一，排除其他精神障碍，如恐惧症、抑郁症或躯体形式障碍等继发的惊恐发作。

第二，排除躯体疾病，如癫痫、心脏病发作、嗜铬细胞瘤、甲状腺功能亢进或自发性低血糖等继发的惊恐发作。

五、焦虑症的鉴别诊断

（一）与精神分裂症相鉴别

精神分裂症也可能伴有焦虑症，但是患者知、情、意不统一，没有自知力，不会主动就医，且伴有幻觉、妄想、行为异常等。而焦虑症的患者知、情、意统一，自知力良好。

（二）与抑郁症相鉴别

抑郁症以情绪低落、兴趣索然，自我感觉不良、自我评价低，能力降低及消极观念等为主要表现；焦虑症则以预感到未来不幸或实际不存在的威胁将至而紧张、恐惧为主要表现。

（三）与强迫症相鉴别

过度性忧虑的具体内容一般是在现实生活中存在，而且患者并不认同自己的忧虑是不合适的。而强迫思维的内容一般是虚构的，且他们认为不应该出现这些念头。除此之外，广泛性焦虑障碍患者和强迫症患者都会担心他们日常的一些事情，比如担心他们的房子坍塌，广泛性焦虑障碍患者会担心由于房屋坍塌而导致的长远后果（如以后的生活如何继续），而强迫症患者则会注意房屋倒塌的细节问题（如电视被砸坏时的一瞬间）。

（四）与心脏疾病相鉴别

惊恐发作时出现的胸痛、心悸、出汗等易误诊为急性心肌梗死。通过查体、发作时间、诱发因素及心电图检查可以鉴别。值得注意的是，二尖瓣脱垂时可伴惊恐发作。

（五）与癔症相鉴别

癔症的情感发作易与惊恐发作相混淆，前者具有浓厚的情感色彩，哭笑无常，情绪多变；而后者以强烈又不能自控的焦虑、紧张为主要特征。

六、焦虑症的心理调节方法

对于一般焦虑性情绪的调节，如果能找出引起焦虑的原因，如当天的事情没做完，由于害怕同事议论或领导批评，而出现的焦虑症状可以通过完成任务来消除焦虑。如果焦虑的性质是弥散性的，找不到缘由，自己可以先换一个比较轻松的环境，如在自己的卧室里静静地听音乐。也可以进行体育锻炼，转移焦虑情绪。

焦虑性神经症是一种心理性疾病，所以治疗上应以心理治疗配合药物治疗效果为佳，而心理治疗则是首要的选择。目前最主要的调节方法有：行为治疗（满灌疗法、系统脱敏法）、支持性心理治疗（倾听和解释）、放松疗法（肌肉放松呼吸调节）、音乐疗法（催眠的舒缓歌曲）、催眠疗法、森田疗法。

七、恐惧障碍

在日常生活中，有的人怕老鼠、怕蜘蛛、怕雷电、怕乘坐交通工具，也有的人害怕与他人交往，所有这些"害怕"都是恐惧的表现。一般的"害怕"是人类的重要情绪成分之一，因为它是人类自我防卫、回避危险的防御措施。但是，如果个体的恐惧反应过于强烈，时间持续过长，以至于影响了正常的生活、学习和工作，那就是一种"病态心理"了，用专业术语描述就是"恐惧症"。恐惧症并不是一个少见疾病，据西方某些学者的报道，社会功能严重受损的恐惧症患者在总人口中占 1/500。恐惧症的发病年龄不一，与文化程度没有明显关系。

回避行为是恐惧症的主要特征之一，回避行为会促使恐惧症状持续存在，因为回避使得患者无法了解所害怕的物体和情境并不危险。恐惧症患者的症状与反应之间会形成恶性循环。

恐惧症是一种以过分和不合理地惧怕外界客体或处境为主的神经症。患者明知没有必要，但仍不能防止恐惧发作，恐惧发作时往往伴有显著的焦虑和自主神经症状。患者极力回避所害怕的客体或处境，或是带着畏惧去忍受。常见的恐惧症有考试恐惧症、手机恐惧症、教室恐惧症、恐雨症、恐高症、性病恐惧症、恐学症等。

（一）恐惧症的病因

1. 遗传因素

有研究表明，假使父母中有一人曾患恐惧症，则子女可能也有患此症的倾向。尽管关于恐惧症是否具有遗传性的研究较少，但研究结果却都非常一致，恐惧症很有可能具有遗传性，尤其是对双生子的研究更加证实了这一点。有学者对双生子调查研究后表明，广场恐惧症患者的家属中有 19% 的人患有类似疾病。

2. 心理因素

恐惧症患者发病前的人格特征往往是胆小、羞怯、被动、依赖、高度内向、易焦虑、恐惧，以及有强迫倾向。再加上他们在遇到事情时大多会采取一些不太成熟的防御机制去应对，如回避、退行等。所以就更容易产生"恐惧"情绪。

3. 社会因素

不良的社会环境，家庭及学校不良的教育等都可成为恐惧症的发病原因，而其中又以父母的行为方式、教育方法的不当为主，父母的溺爱、吓唬、威胁等容易造成孩子的恐惧心理疾病。此外，家庭成员不和睦也会给孩子带来惊恐与焦虑。更深入的研究则显示，恐惧症与个人的生活经历、家庭结构、家庭教养方式、父母文化程度以及出生次序等都有密切的关系。

（二）恐惧症的诊断标准

1. 症状标准

以恐惧为主，需符合以下几项：①对某些客体或处境有强烈恐惧，恐惧的程度与实际危险不相称；②发作时伴有焦虑和自主神经功能紊乱症状；③有反复或持续的回避行为；④知道恐惧过分、不合理，或不必要，但无法控制；⑤对恐惧情景和事物的回避必须是或曾经是突出症状；⑥排除焦虑症、分裂症、疑病症。

2. 严重标准

社会功能受损或无法摆脱的精神痛苦，促使其主动求医。

3. 病程标准

符合症状标准至少已 3 个月。

（三）恐惧症的分类及相应的临床表现和诊断

1. 场所恐惧症

该亚型的恐惧对象主要是某些特定的环境，如高处、广场、拥挤的公交车或电梯等。患者一般表现为回避这些环境，甚至害怕离家外出，怕独处，有些患者会因此而完全待在家中。场所恐惧性情境的关键特征就是害怕没有即刻能用的离场出口，以至于自己无法逃出危险环境而丧失生命。因为许多患者一想到公共场所，就会恐慌不已，所以对恐惧情境极力回避。在各种恐惧障碍中，场所恐惧症患者的社会功能受损最严重。本症患者大多为女性，起病一般是在成年早期。

（1）临床表现

①在进入一些特殊环境时就会不自主产生恐惧感，包括空旷的广场、拥挤的公共场所、封闭的环境等，如公共汽车、飞机、商店、剧场、高架桥、电梯、火车、黑暗处等。

②患者总是担心在此场所中会昏倒、发作某种病症、失去控制，而又无法逃离现场。

③只要处于恐惧环境之中，就会有害怕出事的感觉，于是便不自主地想逃避，如若不能实现，就会心慌意乱、呼吸短促、手足发抖、肌肉抽动，甚至昏厥，一旦离开了该场所，即可自行恢复正常。

（2）诊断标准

①符合恐惧症的诊断标准。

②害怕对象主要为某些特定环境，如广场，闭室，黑暗场所，拥挤的场所，交通工具（如拥挤的船舱、火车车厢）等。其关键临床特征之一是过分担心处于上述情境时没有即刻能用的出口。

③排除其他恐惧障碍。

2. 社交恐惧症

即社交焦虑恐惧症，其恐惧对象主要是各种社交场合和人际接触。主要是害怕在与别人交往中，自己的言行受到别人的议论或者是担心自己不讨对方喜欢，长此以往就不愿意参加各种社交活动，或者不愿意与陌生人交谈。

（1）临床表现

①患者在有他人有意或无意注视的社交场合下产生强烈的不安，而与一群陌生人混在一起时并无恐惧感或只有轻微的紧张。恐惧发作严重时，会伴有头晕、恶心、震颤等生理反应。严重者则会拒绝与任何人（除家属外）发生接触，不能参加任何社交活动，完全把自己跟他人孤立起来，无法进行正常的生活、学习和工作。

②患者怕看到别人的眼睛，怕与他人视线相遇。总是担心对方看出他表情不自然，或者感到别人的目光很凶恶，或者从别人的眼光中能看出别人对他的鄙视、厌恶甚至憎恨（通常情况下并不存在）。

（2）诊断标准

①符合恐惧症的诊断标准。

②恐惧对象主要为社交场合（如在公共场合进食或说话聚会、开会，或怕自己做出一些难堪的行为等）和人际接触（如在公共场合与人接触、怕与他人目光对视，或怕在与人群相对时被人审视等）。

③常伴有自我评价低和害怕批评。

④排除其他恐惧障碍。

3. 特定恐惧症

恐惧对象主要为某些特定的物体或情境，如高处、雷鸣、黑暗、飞行、医院、鲜血、老鼠、蟑螂以及害怕接触特定疾病的患者或情境，因此促发的情境很单一、很具体，并且能够像场所恐惧和社交恐惧一样诱发惊恐。特定的恐惧一般在童年或成年早期就出现，如果不加以治疗，可以持续数十年。导致功能受损的程度取决于患者对恐惧情境的回避程度。与场所恐惧相反，对恐惧情境的害怕一般没有波动。

（1）临床表现

该类型恐惧症的对象特指性较强，一般只在见到特定的恐惧对象时才会发作，表现为不敢正视、害怕和逃避等行为反应。还有可能会出现一系列自主神经功能紊乱症状，少数人会产生濒死感。

（2）诊断标准

①符合恐惧症的诊断标准。

②害怕对象是场所恐惧和社交恐惧未包括的特定物体或情境，如动物（昆虫、鼠、蛇等）、高处、黑暗、雷电、鲜血、外伤、打针、手术或尖锐锋利物品等。

③排除其他恐惧障碍。

（四）恐惧症的鉴别诊断

1. 与一般的恐惧情绪相鉴别

处境是否具有危险性、症状的严重性以及个体有无回避行为是两者鉴别的要点。所谓严重，即要患者感到强烈的不适，并伴有明显的自主神经性反应，以致明显影响了正常的生活。回避行为是恐惧症不可缺少的一条，没有回避就不算病态恐惧症。

2. 与疑病症相鉴别

疑病症患者是怀疑自己患了某种病，但不像恐惧症那样表现突出的恐惧情绪。疑病症患者总认为自己的怀疑担忧是合理的，因而对医生持怀疑态度。而恐惧症则认为这种恐惧不必要，只是无法摆脱，故求助于医生以解脱困境。更主要的鉴别在于恐惧症患者所害怕的客体是患者身体以外的，而疑病症患者所担心的是非外在性的。

3. 与焦虑症相鉴别

焦虑可无特殊的焦虑对象或对日常生活中可能发生某种意外的担心，且无明显的恐惧和回避行为。广场恐惧症可与惊恐发作同时存在；如果继发于对惊恐发作的担心，而不敢外出，则应诊断为惊恐发作伴发广场恐惧症。

4. 与强迫症相鉴别

强迫症的恐惧对象主要来自患者内心的某些思想或观念，常伴有强迫症状，而恐惧症的恐惧对象主要是外界事物。

5. 与精神分裂症相鉴别

可有短暂的恐惧症状，但有其他精神症状同时存在，可资鉴别。

（五）恐惧症的心理调节方法

目前针对恐惧症的心理治疗方法可谓"遍地开花"。所以，在恐惧症的治疗实践中，心理咨询师和治疗师应该根据患者的实际情况，选择适合患者的治疗方法，以便尽快帮助患者走出恐惧阴影。

目前用于恐惧症的治疗方法主要有精神分析疗法、认知行为疗法、系统脱敏法、满灌疗法、催眠疗法、认知领悟疗法、家庭疗法及森田疗法等。

第三节 强迫障碍

古希腊神话的悲剧人物西西弗斯被诸神诅咒，在地狱中不断地推着巨石上山，然后又让巨石滚下山。这种徒劳无功、毫无指望的苦役是最可怕的刑罚。其实在这个忙碌纷扰的社会角落里也存在无数个"西西弗斯"，他们每天承受着无尽的巨石折磨：有的人总是不停地洗手；有的人会情不自禁地数大楼的窗户，数错一个，又从头数，反复进行；有的人做事怕出错，反反复复地检查。对于大多数人来说，有的强迫现象只是轻微的，或暂时性的，当事人不觉痛苦，也不影响正常的生活和工作，就不算病态，也不需要治疗，比如反复检查门锁，许多人都有这种毛病，如果每天重复的次数不多，强迫行为对自己的生活没有什么妨碍，就不用管它。

一些严重的患者因为强迫症状每天出现的次数较多，因而陷入一种毫无意义，且令人沮丧的重复想法与行为中，内心痛苦却又无力摆脱。强迫症的表现可以自轻微到严重。假使一个人的强迫症状严重还不治疗，其工作和学习能力可能会被摧毁，甚至连在家中的日常生活都有问题。

现在，强迫症越来越受到人们的关注。一项美国全国共患疾病率调查结果表明，强迫症是仅次于抑郁症、酒精依赖和恐惧症的第4位最常见的精神类疾病。

强迫症是指一种以强迫症状为主的神经症，其特点是有意识的自我强迫和反强迫并存，二者的强烈冲突使患者感到焦虑和痛苦；患者体验到观念或冲动来源于自我，但违反自己意愿，虽极力抵抗，却无法控制；患者也意识到强迫症状的不合理，但无法摆脱。病程迁延者发展出一套仪式动作，以减轻其精神痛苦，但社会功能严重受损。

一、强迫症的病因

（一）遗传因素

家系调查发现，强迫症具有家族遗传聚集性，患者的父母中有 5%～7% 的人患有强迫症。强迫症患者一级亲属中的患病率是普通人群的 4 倍。双生子研究显示，强迫症同卵双生子同病率为 65%～85%，异卵双生子同病率为 15%～45%。

（二）社会因素

症状的内容与患者面临的心理社会因素的内容有一定联系，症状表现形式与精神创伤有直接联系。工作紧张，家庭不和睦，夫妻生活不尽如人意，意外事故，家人死亡及受到重大打击等也会使患者焦虑不安、紧张、恐惧，从而诱发强迫症。

（三）心理因素

研究人员在临床上也观察到，约 2/3 的强迫症患者在病前即存在强迫性人格。强迫性人格的特征是胆小怕事，谨小慎微，优柔寡断，严肃古板，办事井井有条，力求一丝不苟，注重细节，酷爱清洁。

二、强迫症的临床表现

（一）强迫观念

强迫观念是强迫症的核心症状，最为常见。强迫观念的具体表现可以是强迫思考，反复思考某些毫无实际意义或虽有意义但不难解决的问题，如"人为什么不能像鸟一样依靠自己的身体在天空中飞行？""万一我的房门钥匙丢掉了怎么办？"也可以是强迫表象，头脑里常常呈现不应该呈现的形象，如异性生殖器或性行为的形象；还可以是强迫怀疑，老是担心这个，顾虑那个，如煤气是否关紧，门是否锁上，窗户插销是否插好等；强迫对立思维也是一种强迫观念，头脑里总是出现与他人相反的观念，如别人说"好看"，便想到"难看"，别人说"高兴"，便想到"痛苦"；患者还可能会有强迫回忆，头脑里总是有陈年往事挥之不去，如与某人相处时不愉快或被别人耻笑的情景等。

（二）强迫情绪

强迫情绪的具体表现主要是强迫性恐惧。这种恐惧是对自己的情绪会失去控制的恐惧，如害怕自己会发疯，会做出违反法律或社会规范甚至伤天害理的事，而不是像恐惧症患者那样对特殊物体、处境等的恐惧。

（三）强迫行为

强迫行为的具体表现可以是屈从性强迫行为，如反复检查煤气是否关好、门是否锁上；可以是对抗性强迫行为，如反复在内心告诫自己不要把强迫意向转变成实际行动；也可以是强迫性仪式动作，如睡觉前必须先检查好床上用品的安全性、出门之前必须按序化妆等。此外，还有强迫计数、强迫洗手、强迫咬指甲等。

三、强迫症的诊断标准

（一）症状标准

符合神经症的诊断标准，并以强迫症状为主，至少有下列 1 项：①以强迫思想为主，包括强迫观念、回忆或表象，强迫性对立观念、穷思竭虑、害怕丧失自控能力等；②以强迫行为（动作）为主，包括反复洗涤、核对、检查或询问等；③前两项的混合形式；④患者称强迫症状起源于自己内心，不是被别人或外界影响强加的；⑤强迫症状反复出现，患者认为没有意义，并感到不快，甚至痛苦，因此试图抵抗，但不能奏效。

（二）严重标准

社会功能受损。

（三）病程标准

符合症状标准至少已 3 个月。

（四）排除标准

排除其他精神障碍的继发性强迫症状，如精神分裂症、抑郁症或恐惧症等。

排除脑器质性疾病，特别是基底节病变的继发性强迫症状。

四、强迫症的鉴别诊断

（一）与抑郁症相鉴别

强迫症患者因疾病缠身、久治不愈，可产生抑郁情绪，甚至出现消极观念，但无自杀行为。而抑郁症患者主要是对外界缺乏兴趣、思维迟钝、行为缓慢和情绪低落等，在极端情况下会出现自杀行为。

（二）与孤独症相鉴别

刻板重复的动作和意识行为是孤独症的常见症状，易与强迫症状混淆，但严重的交往障碍和多数患者存在语言功能障碍和智力发育障碍，这些是强迫症患者所不具备的。为此，可以仔细询问患者病史并注意观察其语言、行为特点。但与高功能的孤独症和不典型孤独症的鉴别还要从发育史、病程、社交能力、语言运用水平等全面资料和检查来进一步鉴别。

（三）与妄想症相鉴别

有些强迫症个体的强迫思维也具有妄想特征，但是借助于"自知力"这个标准可以诊断那些对自己的思维坚信不疑的患者。再者，强迫症一般会伴随强迫动作，而妄想症则没有行为表示。

（四）与疑病症相鉴别

疑病症的特点是特别关注自己的身体健康，这一点也是强迫症患者强迫思维的内容，但是疑病症关注的只是某一个方面的问题。而且，强迫症患者害怕的内容指向未来，而疑病症则指向现在。

（五）与颞叶癫痫相鉴别

颞叶癫痫偶可出现强迫观念和行为，呈发作性，并有其他颞叶癫痫的症状，脑电图、脑电地形图等检查可有助于鉴别。

（六）与抽动 – 秽语综合征象鉴别

部分抽动 – 秽语综合征的患者存在不自主的、重复刻板的动作和行为，或者仪式动作和行为，有的还出现强迫计数、重复言语而酷似强迫症，但抽动症极少同时具有强迫观念。

五、强迫症的心理调节方法

强迫症的治疗方法主要是行为治疗与认知疗法相结合，主要有满漏疗法、系统脱敏法、代币法、认知疗法、分析疗法、认知领悟疗法及森田疗法等。

第四节　双相情感障碍

双相情感障碍，也叫躁狂抑郁症，是一种严重的脑功能障碍，它导致个体心境、精力和功能方面发生改变。与每个人都经历的正常的心理起伏不同，双相情感障碍的症状更严重。双相情感障碍损害人际关系，降低学业及工作表现，甚至引起自杀。但是好在双相情感障碍是可以控制的。

一、双相情感障碍的发病时期

双相情感障碍常在青少年晚期及成年早期发病，至少半数病例发生于 25 岁以前。一些患者在童年期即出现首发症状，而有些患者可能在生命晚期才出现症状。双相障碍起病时难以发现。一些患者在确诊前常已被疾病困扰多年。和糖尿病及心脏病一样，双相障碍是一种慢性病，需要长期规范治疗。

二、双相情感障碍的临床表现

双相情感障碍会导致剧烈的情感波动，使人在过分的高亢和易怒到悲伤与无望之间反复，同时，常常有一个平稳的间歇期位于两者之间。精力和行为的剧烈改变常伴随心境的改变。心理起伏的高潮期和低谷期分别叫作躁狂相和抑郁相。有些时候，躁狂和抑郁的症状会同时出现，医学上称为双相混合态。

即使情绪波动不是那么极端时也可能存在双相障碍。轻躁狂可使人感觉良好，经历轻躁狂的人很可能工作更出色而且生产力提高。因此，即使家人和朋友学习过应把心境波动看作可能的双相障碍，当事人也会否认事情不对头。然而，如果缺乏恰当的治疗，轻躁狂可能会在某些人身上变成严重的躁狂或转换为抑郁症。

（一）躁狂相的症状

躁狂相的症状包括：情绪改变（情绪过分高涨；过度愉快，有欣快感；高度易激惹）

和行为改变（语速飞快，思维奔逸，观念跳跃转换随境转移；不能很好地集中注意力；活动增加，例如同时从事多项新任务，几乎不需要睡觉或不感疲劳；对能力有不切实际的信念；精力旺盛，过度活跃，躁动）。

（二）抑郁相的症状

抑郁相的症状包括：情绪改变（持久的悲伤，或无望感，失去对曾喜欢的活动的兴趣，包括性活动）和行为改变（感到疲劳或"迟缓"注意、记忆减退及决断困难；激越；饮食、睡眠或其他习惯改变；自杀或死亡观念，自杀企图）。

（三）双相情感障碍的混合状态

双相情感障碍可以混合形态出现。混合态的症状常常包括焦躁激越，睡眠困难，食欲上的重大改变，精神病以及自杀想法。一个人可能在情绪非常悲伤、无望的同时感到精力十足。

（四）双相情感障碍患者与精神病性症状

有时，严重的躁狂相或抑郁相可伴有精神病性症状，常见的精神病症状包括幻觉以及妄想。双相情感障碍的精神病症状往往表现出当时的极端心境状态。例如：夸大妄想，相信某人是总统或者有特殊能力或者富有，这些可能出现在躁狂期；自罪妄想或无价值妄想，相信某人分文不值而且完蛋了或者犯了某项重罪，这些可能出现在抑郁期。有双相情感障碍的症状群，同时有这些症状，有时会被误诊为精神分裂症。

三、双相情感障碍患者常共患疾病

在双相人群中，酒精和药物滥用是非常普遍的，另外，焦虑障碍诸如创伤后应激障碍和强迫症，也在双相人群中很普遍。注意力缺陷多动障碍亦可与双相障碍共病，两者间存在一些重叠症状，例如激越和易分心。此外，双相障碍患者更易患甲状腺疾病、偏头痛、心脏病、糖尿病、肥胖及其他内科疾病。这些疾病可能导致抑郁或躁狂症状，或者是双相障碍的治疗药物引起了这些疾病。

四、双相情感障碍的治疗

（一）药物和心理治疗

双相情感障碍患者需寻求精神科医生的治疗，一个有效的维持治疗计划通常包括联合使用药物和心理治疗。

常用的药物：心境稳定剂类药物常用于治疗双相障碍，包括锂盐和抗癫痫药物，如丙戊酸钠（德巴金）、拉莫三嗪、加巴喷丁和托吡酯等。非典型的抗精神类药物，包括：奥氮平、阿立哌唑、富马酸喹硫平（思瑞康）、利培酮和齐拉西酮，也被批准用于控制躁狂症状。

抗抑郁药物，有时用于治疗双相障碍的抑郁症状，例如氟西汀、帕罗西汀、舍曲林（左洛复）等，但使用抗抑郁药有可能引起病情的转相，医生通常会同时使用心境稳定剂。

作为药物的辅助，一定形式的心理治疗（或"谈话"疗法）对支持、教育和指导双相患者和家人是很有帮助的。

（二）电休克治疗

如果药物、社会心理治疗和联合干预措施都无效，或者因起效太慢而不能减轻像精神病或自杀倾向这样严重的症状，那么会考虑电休克治疗（ECT）。

考虑到身体条件（包括怀孕），如果用药过于危险，ECT也可在治疗急性期使用。ECT对严重的抑郁、躁狂和（或）混合期的治疗效果显著。

五、双相情感障碍长期预防性治疗的必要性

双相情感障碍不能治愈，但可长期有效控制。大多数患者，甚至是那些有重度症状的人群，只要能够得到恰当的治疗，其心境波动就能基本稳定。

由于双相情感障碍是一种反复发作的疾病，所以需要强调长期预防性地治疗。但即使药物在治疗中没有间断，心境改变仍可能发生，这需要立刻告知患者的主治医生。医生会调整治疗计划，以防止整个病程的到来。与医生紧密协作并多多交流治疗的观点及注意事项会取得更好的治疗效果。

六、双相情感障碍患者的社会心理干预

常用于双相障碍患者的社会心理干预通常包括以下4种方法。

（一）认知行为疗法

帮助患者学会改变不恰当的或负面的思考方式以及那些与疾病有关的行为。

（二）家庭治疗

使用一些方法减轻家庭内部悲伤的程度——这些要么源于患者的症状，要么会导致患者的症状。

（三）人际与社会治疗

既能帮助患者提高人际关系，也能帮助患者规划他们的日程安排。有规律的作息能帮助患者对抗躁狂期。

（四）心理健康教育

让患者领悟这项疾病的相关知识和它的治疗方法，以及如何识别复发症状，从而能够赶在疾病整个周期出现前尽早干预。心理健康教育对家庭其他成员也很有帮助。和药物治

疗一样，最重要的是患者要依照有关的治疗计划以达到最好的效果。

七、患有双相情感障碍亲友的帮助方式

如果自己亲友有双相情感障碍，这也关系到自身。自身能做的首要的事是帮助亲友获得正确的诊断和治疗。帮助其预约医生，陪同其就诊，并帮助他们坚持治疗。帮助亲友，要注意以下几点：①提供情感支持，如理解、耐心和鼓励；②了解双相障碍，这样才能更加了解亲友的感受；③与亲友交谈并耐心倾听；④积极邀请亲友参加散步等活动；⑤提醒亲友，经过一段时间的治疗，他（她）会好起来；⑥不忽视患者自我伤害的言论，及时报告他们的医生或心理治疗师。

第五节　失眠障碍

近年来人们的生活压力剧增，失眠障碍已成为大众极为普遍的健康问题，也是医院门诊或住院患者间最常听到的抱怨。根据调查统计，有将近30%的人曾有过失眠的困扰，其中严重程度达到需要使用药物者高达17%；老年人和妇女的失眠症较多见，但各年龄组和各种文化背景的人都可能发生失眠的情形。

一般说来，失眠主要包括入睡困难、过早清醒、睡眠容易中断、不易持续等现象。实际上，每个人都可能会有睡眠不好、觉得睡眠不足，以及醒后精力不能恢复等情况，但大多数人只是暂时的表现，睡眠缺乏的情况在以后的睡眠中很快就会得到弥补。不过，慢性失眠症患者的情况不同，睡眠缺乏的情形会逐渐积累，很快就达到不能忍受的地步，严重地影响生活的质量，经常引起一系列问题。失眠的发生具有其特殊的病理学意义，若失眠持续超过一个月，应尽快咨询医生或心理师，以便找出病因并寻求改善睡眠品质的正确方式。

根据相关调查发现，女性的流行率高于男性。失眠可能是单独的心理疾病，也可能是其他心理疾病的症状之一，事实上，40%~50%的失眠症患者合并另外一种心理疾病。在失眠的患者中，最常见的两大群体，分别是妇女和老年人，尤其老年人有失眠障碍的比例极高，将近九成的老年人对自己的睡眠状态不满意。

一、失眠障碍的病因

虽然睡眠是自然的生理现象，但由于种种原因，人很容易罹患睡眠障碍，以下对失眠障碍的原因加以说明。

（一）心理因素

对于睡眠有错误的认识或误解，可能导致失眠。例如明明睡着了，却认为自己整夜没

睡觉；睡眠时间远超正常所需的睡眠时数却还是觉得没有睡够。一般而言，心理作用和错误的认知是引起失眠的成因之一。

（二）生理与环境因素

人类持有一日一周期的"日节律"。此生物性的睡醒节律，受外在环境因素，如阳光或声音等因素的影响而每日略有变化。综合睡眠专家的意见，睡醒节奏改变是失眠的诱因，包含以下 4 种原因。

1. 日夜工作时间的更换

依工作场所的性质，如工厂、医院、安全场所的值班工作人员按期更换日夜的工作时间时，会扰乱睡眠的生理周期而影响睡眠。

2. 旅行引起的时差

搭乘快速的喷射机，飞行跨时区的旅行时，所引起的时间差异会导致睡眠周期混乱，带来睡眠的困扰。特别是由西向东的旅行，缩短了日夜的时间，有显著的影响，要 3～5 日才能适应；当由东向西飞时，增加了日夜的时间，较少干扰原有生理时钟的周期，因此比较容易适应。

3. 生活方式的重大改变

结婚、职业改变、入学时住进学校宿舍、到异地旅行、移民等，本来的生活方式发生了大变化，也会影响睡眠情况。

4. 睡眠环境的更改

由于搬家而换了卧室、在别人家过夜、因旅行而住旅馆、住进医院在病房睡眠等情况，改变了睡眠场所与环境，一些人会出现短暂的睡眠困难。

此外，在一个人的生活里，因环境因素的显著干扰，破坏了原有的生理时间周期，引起睡眠生理上的障碍。

（三）心理疾病的因素

35%～50% 的慢性失眠是由于心理疾病，尤其是情绪障碍与焦虑障碍。伴随所患的心理疾病，患者会出现睡眠方面的变化与障碍；病情好转以后，睡眠困难也就随之消失。说明如下。

1. 思觉失调症

患者处于急性错乱状态时，往往会睡眠不好；可是病情稳定后，睡眠就会变得正常。少部分的慢性思觉失调症患者，会睡眠欠佳。

2. 躁狂症

患者因情绪高昂而不容易入睡，入睡后睡眠时间短而浅。患者于症状达高峰时可数日不眠不休，家属常报告患者"睡不着"，事实上这类患者主观上觉得自己并不需要睡眠。

3. 抑郁症

患者多半会呈现睡眠障碍,主要困难在于无法持续睡眠,半夜常醒来,并且会早醒。有一部分抑郁症患者会变得嗜睡,睡眠时间增长。

4. 焦虑症

患者常因心情不佳、紧张而不易入睡,睡眠后容易做梦。

5. 创伤后压力症

此类患者其疾病特征之一就是睡眠欠佳,常做噩梦而惊醒,遭遇重大的心理创伤后数年或甚至十几年,仍会继续此症状。

(四)身体疾病的影响

身体患病不舒服的人,常会发生睡眠障碍,例如发热或者罹患疼痛的疾病,如关节炎、神经痛、开刀、受外伤、牙齿疼等情况,都因疼痛而影响睡眠。此外,患有呼吸系统障碍的人也会睡不好,例如患有"睡眠呼吸暂停综合征"的患者,因睡眠期间短暂性的停止呼吸而醒来,影响睡眠。由于患此症的人睡眠当中喉咙的肌肉松懈,呼吸道不通或甚至阻塞,而发生几秒的呼吸停止,醒来后才能恢复呼吸。因这种呼吸中止或呼吸不足而醒来的事,整夜频繁发生,严重影响患者的生活。

(五)药物与物质作用

某些常用药物或物质引起的睡眠障碍往往容易被忽略,以下列举出可能会影响睡眠的常见药物和物质。另外,成瘾物质的戒断也会引发睡眠障碍。

1. 影响睡眠的药物与物质

中枢神经兴奋剂,或属于选择性5-羟色胺再摄取抑制剂的抗抑郁药物,都会影响睡眠,只能在早上及中午服用,以免夜晚不容易入睡。含有咖啡因的饮料,如咖啡、可乐或茶叶会影响睡眠。

2. 成瘾物质的戒断

会成瘾的药物或物质在戒断反应发生时,会呈现睡眠障碍。虽然喝多了酒会使人昏沉不醒,但酒精实际上没有安眠的作用,反而会影响睡眠。

(六)其他因素

1. 不良的睡前习惯

例如在熄灯之前仍忙着处理公事、操作运动器材,或是抽烟。研究发现,在就寝前四小时做剧烈有氧运动(跑步),会促进神经系统的活动,反而不利于夜间的睡眠。

2. 年龄和性别

年龄和性别也可能是干扰睡眠的因素,睡眠的形态、周期随年龄而变异,衰老使得睡醒节奏日趋模糊,而降低睡眠的质量,导致夜间觉醒、白天需小睡的情形。女性在经期前或经期内，会有失眠、白天嗜睡、注意力不集中的情形，这可能和经期激素变化有关。孕妇的睡眠障碍除了因为腹部变大所引起卧床不适、呼吸急促，及胃酸反流外，胎盘大量分泌雌激素和孕酮，引起基础体温升高也是影响睡眠的主因。另外更年期妇女的失眠，大多和体内雌激素太低，引起脸部潮红及夜间盗汗这些更年期的症状有关。

二、失眠障碍的临床表现

许多失眠症的患者在发展成较持续的睡眠问题之前，会先有睡眠较浅或易受干扰的病史。除此之外，失眠症的发生还伴随其他的症状。

1. 生理症状

有些患者的失眠症与自己的生理疾病有很大的关系，例如呼吸、消化、骨骼、肌肉等系统的功能性疾病，或是身体的疼痛都会影响睡眠。另外，某些药物治疗，可能引发睡眠的频繁中断现象，也会导致失眠的情形。除了上述生理和药物的作用外，有些失眠症的患者看起来疲累或憔悴，但体检时并无其他异常，这些症状可能和压力引起的生理问题（如紧张性头痛、肌肉紧张性增加、胃痛）有密切关系。

2. 心理症状

失眠症患者心理症状的表现，包含焦虑不安、过度担忧，以及夜间的轻微睡眠不足对白天的影响过于敏感，也常见于不符合特定诊断标准的焦虑或抑郁症状。患者过度担忧睡眠、容易不耐烦，以及缺乏专注力，这都会进一步造成人际、社会及职业的问题。另外，失眠的患者可能有心理疾病的病史，尤其是情绪障碍及焦虑障碍。

3. 其他症状

除了生理和心理的症状表现外，值得一提的是失眠症患者有时会不当地使用药物，使用助眠剂或酒精以帮助夜间睡眠，使用抗焦虑剂以克服紧张或焦虑，以及使用咖啡因或其他刺激性物质以克服过度疲累感，长期下来形成负向循环，反而会产生更严重的问题。

三、失眠障碍的诊断标准

主要的抱怨为不满意睡眠的质量，伴随以下一种或更多种症状：①难以入睡；②维持睡眠困难，频繁地醒来或醒来后难以再进入睡眠；③清晨很早醒来，无法再睡觉；④睡眠障碍引起临床上显著苦恼或社交、职业、学业、行为或其他重要领域功能减损；⑤每星期至少有三个晚上难以睡眠；⑥难以睡眠的情形至少三个月；⑦尽管有足够的机会睡眠，还是出现难以睡眠情况；⑧共存的心理疾病或身体疾病无法适当解释失眠的主要成因。

除了上述症状外，依据失眠的成因可进一步区分为：①原发性失眠症；②与其他心理疾病相关联的睡眠障碍；③一般医学状况造成的睡眠障碍；④物质诱发的睡眠障碍；⑤昼夜节律性睡眠障碍。

四、失眠障碍的鉴别诊断

失眠症的治疗需要对症处理，诊断时需要考量可能的发生原因，将失眠症相关的疾病加以对照，以便澄清正确的诊断，说明如下。

1. 短睡与失眠

一般人的"正常"睡眠时间出入很大。有些原本睡眠所需时间很短的人（短睡者）可能会担忧其睡眠时间。短睡者可与原发性失眠症的患者相区别，因为短睡者不会难以入睡，也没有原发性失眠症的症状（如半夜醒来、疲累、专注力差或易怒等）。

2. 类睡症与失眠症

类睡症的特征是抱怨睡眠中出现不寻常的行为或事件，有时造成睡眠中间歇性醒来。但类睡症的主要临床表现是这些行为事件，而不是失眠。常见的类睡症包括做噩梦、梦游等。

3. 与其他心理疾病相关联的失眠

失眠是许多心理疾病的共同症状，因此，治疗师需要区别患者的失眠是属于某种心理疾病的症状，还是单纯的失眠症。

4. 一般生理疾病造成的失眠

有些生理疾病，如嗜铬细胞瘤、甲状腺功能亢进症等，也会造成失眠，需要加以排除。

5. 药物引起的失眠

失眠的患者如果同时服用某些药物，或者烟酒、毒品，医生则要区别患者的失眠是否属于药物引起的症状，例如仅在大量使用咖啡因的情况下发生的失眠，应诊断为"咖啡因诱发之睡眠障碍，失眠型"。

6. 昼夜节律性睡眠障碍与原发性失眠症

飞行时差适应型及轮班工作型的昼夜节律性睡眠障碍，可与原发性失眠症分辨，是因为病史显示最近才搭机穿越换日线旅行或轮班工作。昼夜节律性睡眠障碍患者，会自我报告仅当他们试图在社会正常睡眠时刻入睡，才会发生入睡困难型失眠；若他们在自己偏好的睡眠时刻入睡，即没有入睡或维持睡眠的困难。

7. 呼吸关联之睡眠障碍与原发性失眠症

呼吸关联之睡眠障碍（尤其是中枢性睡眠呼吸暂停综合征），患者可能有长期失眠及白天功能损害的抱怨。仔细询问病史可能发现，这类患者睡眠时有周期性呼吸停顿或渐增又渐减的呼吸模式。若病史有中枢神经系统受伤或疾病，则更可能为呼吸关联之睡眠障碍。

五、失眠障碍的治疗

（一）认知疗法

关于失眠症的治疗，主要有认知疗法、行为治疗和药物治疗等方法。以下介绍失眠的认知疗法，认知疗法包括矛盾意念法、认知重建，以及思考停止法等。

1. 矛盾意念法

由于入睡并不是一个人可以完全控制的，当试图让自己入睡而达不到时，会产生焦虑与挫折感，进而对躺在床上尝试入睡产生表现焦虑，更加恶化原来失眠的问题，形成一个恶性循环。矛盾意念法便是利用改变患者入睡时的意念的方法来治疗失眠，它主要的原则在于让患者不要急于让自己入睡，借以降低患者对入睡的焦虑。医生会要求患者在床上"让自己维持清醒愈久愈好"，但同时要求患者不能做其他活动来维持清醒，或移动身体来避免睡着，试图以一个矛盾意向来减低入睡的焦虑。有关矛盾意念法治疗失眠症的研究较少，结果也不一致，改善率在 18%～58%。

2. 认知重建法

这是另一种以认知取向来降低患者对睡眠忧虑的方法。医生一开始先与患者讨论他对于一般睡眠以及自己睡眠问题的信念，找出其中不合理的想法，进而挑战这些想法的合理性，再引导患者以较为合理的角度来看待这些问题，以改变患者原来不合理的想法，减少患者的忧虑。常见的不合理的睡眠认知可被归纳为下列五种：对失眠的成因有不正确的归因；将白天的不佳情绪以及表现归咎于失眠；对于睡眠有不合理的期待；低估了自己对睡眠的控制能力；高估了睡眠的影响。医生可以从这几个角度来帮助患者改变不合理的认知。

3. 思考停止法

此外，对于容易过度担心的患者也可以用思考停止法或担心暂停法，要患者在思绪过于负向时告诉自己"停！不要再想了"，以控制睡前过度的忧虑。

（二）行为治疗

失眠症的行为疗法包括肌肉放松训练、刺激控制训练，以及限制睡眠时间疗法等，分别说明如下。

1. 肌肉放松训练

这种肌肉松弛的技巧非常简单，甚至可以借着音频、视频在家练习，经由交替的方式，使身体每一处肌肉收紧和松弛，借此方法可以使身体脉搏减慢、降低血压、减少身体排汗，并减缓呼吸，降低大脑皮质活动及降低神经系统的内在刺激，以达到身心放松的目的。

在练习时，只需要患者以最舒服的姿势坐着或躺着，在安静的环境下，很自然地感受身体放松和绷紧的感觉。身体肌肉可分成 4 大区域：手掌、手腕、手臂的肌肉；头、脸、喉、肩等部位的肌肉，特别是头部肌肉，与情绪密切相关；胸、腹、背部的肌肉；最后是大腿、臀、小腿和脚等部位的肌肉。

开始练习时可以闭上双眼，练习绷紧这些区域的肌肉，再慢慢感受放松的感觉，每天练习两次，每次约 15 分钟，大约两个星期，就能熟练掌握这项技巧，只要熟练之后就能让全身都完全放松了。

2. 刺激控制训练

由于患者往往愈想睡就愈睡不着、愈焦虑，长期下来已经形成"一看到床就烦躁"的制约反应，因此医生可以针对患者进行刺激控制训练，指导患者进行下列的助眠措施。

①晚上直到困倦欲眠时才躺在床上睡觉。

②避免在床上或卧室从事非睡眠活动（如看电视或阅读、吃东西等）。

③养成规律的睡前生活习惯（以联结睡眠的来临，培养睡意）。

④躺床后一段时间（约10分钟），若没有睡意，可以起床，或离开卧室，从事静态活动，直到睡意来临再上床睡觉，若仍不能入眠，则重复此方法。夜间觉醒亦遵循此原则。

⑤白天尽量不打盹，每天在固定时段起床。

陈国基指出，刺激控制训练在失眠的行为治疗中是最有效的方法，改善率在58%～70%，同时由于此方法单纯而具体，可以成为失眠者的初步教育。

3. 限制睡眠时间疗法

白天花过多的时间躺在床上，往往诱发夜间失眠，可适度限制白天的睡眠时间。限制睡眠时间疗法实施步骤如下。

①先记录一周的睡眠日记（几点上床、几点睡着、几点醒等），从中计算出该周每晚平均的睡眠总时长和睡眠效率。

②以上周平均每晚睡眠总时长作为本周每晚可躺在床上的时间，但要固定起床时间，且躺床的时间不能低于4小时。

③如果本周平均每晚的睡眠效率达到90%，则下周可提早15～30分钟上床；若在80%～90%，则下周维持原来的时间；如低于80%，则下周上床时间再延后15～30分钟。

许世杰认为，要改变一般人的行为模式并不是很容易，且因为一开始的效果并不明显，很多人往往半途而废。其实，只要能够持之以恒，就会豁然开朗，尝到先苦后甘的滋味。如果觉得自我训练很困难，不妨参与医院的团体治疗，效果更佳。

（三）药物治疗

许多失眠症患者需要阶段性地使用安眠药物，因此，这里介绍以下几种常见的药物。

1. 短效型助眠剂

此类药物吸收迅速，半衰期2～5小时。重复使用不会造成药物代谢在身体的累积。

（1）咪达唑仑

半衰期约2小时，是最有效的药物之一，口服制剂的平常剂量为7.5～15毫克，适用于入睡困难的患者。

（2）三唑仑

半衰期约3小时，但本药长期使用有成瘾性。

2. 中效型助眠剂

此类药物吸收快速而且血中浓度于分布期快速下降，因此半衰期 4 ~ 10 小时，一般剂量 10 ~ 20 毫克。

（1）艾司唑仑

能快速吸收，一般剂量为 1 ~ 2 毫克，代谢产物的半衰期约为 17 小时。

3. 长效型助眠剂

此类药物通常具有体内排除慢或活性代谢物排除慢的特性，因此常可见残余效果出现。

（1）硝西泮

本身半衰期约为 6 小时，但活性代谢物半衰期超过 24 小时，有昼间镇静及累积的效果，对一些半夜醒来无法再入睡的患者有帮助。

（2）氟西泮

口服吸收迅速，其活性代谢物半衰期约为 100 小时，因此被视为一种长效型安眠药物。

4. 抗焦虑剂

许多患者之所以发生入眠困难，最主要的原因是焦虑及被制约后的行为表现，因此临床上若能以药物适当地降低患者的焦虑并松弛其紧绷的肌肉，即可有效改善患者的睡眠状态。因此，适当使用抗焦虑药物，如劳拉西泮（0.5 ~ 2 毫克）、氯硝西泮（0.5 ~ 2 毫克）、地西泮 5 ~ 10 毫克），在临床上对患者睡眠的改善相当有帮助。药物的选择必须以患者的年龄、身体状况、相关的心理状况及睡眠困扰的状况为依据，给予患者适当的药物治疗。

5. 其他药物

抗组胺药物会引发嗜睡反应，对某些患者而言的确能改善睡眠，但口干、分泌物减少、心悸等不良反应所引起的不适，常会使患者不愿意接受抗组胺药物治疗。抗抑郁药物的使用除了能改善抑郁症患者合并的睡眠障碍外，对某些失眠症的患者，具有嗜睡作用的抗抑郁药物，如多塞平或曲唑酮，在睡前使用，常有令人满意的疗效。

事实上，失眠症的治疗和评估一样，必须是综合性的，除药物治疗外，还需要配合专门的认知行为治疗、心理社会问题处理，以及睡眠卫生教育等方式。

六、睡眠卫生教育

对于长期失眠症的患者，除了心理和药物的治疗外，正确的睡眠习惯也很重要，另外有些暂时性和情境性的失眠可以借助良好的睡眠卫生改善。

（一）增强晚间想睡的欲望

1. 避免午睡或白天小睡时间过长

白天的小睡时间过长或过晚皆可能降低夜晚想睡的需求而不易入睡。因此，若失眠的原因在此，则应避免过长的午睡或白天的小睡。须注意的是，一般对孩童而言，午后的小睡并不会影响夜晚的入睡，反而有助于孩童下午的清醒度及情绪的稳定。此外，因为身体或心理症状引起的夜晚失眠也需由白天小睡来获得补足。

2. 减少卧床的时间

当睡眠效率降低至 80% 以下时，应考虑减少卧床时间，以提高睡眠效率；而随着睡眠效率的提升，再逐渐延长躺床时间。

3. 白天运动、夜晚按摩

白天运动除了可强健身体、促进心情调适外，运动时体温的上升可促进夜晚睡眠，特别是慢波睡眠。然而傍晚过后尤其临近入睡时，应避免剧烈运动，否则临睡前仍处于兴奋状态的肢体及高体温将有碍入睡。一般而言，睡前六小时内应停止剧烈运动。晚上可用按摩或柔软体操来帮助肌肉放松。

（二）维持日夜节奏

维持固定的起床时间。周末假日也应维持固定的起床时间，避免日夜节奏混乱，上床时间也尽量固定。不过若因有事未完成而心有挂念无法入睡，则可以先将事情做完再上床睡觉，而隔天仍于固定的时间起床。须注意的是，如果长期工作时间过长导致每天睡眠量过少，也会有入睡困扰；此时的解决办法是须调整白天的工作量，以使夜晚能提前上床安心睡觉。加强对日夜节奏的感知，白天多照光，晚上则避免照强光。

（三）注意饮食习惯

1. 摄取充足与均衡的营养

一天的营养摄取量应主要分布在早午餐。白天食用富含蛋白质的食品及深海鱼油有助于体力及清醒度的维持，而晚上则以碳水化合物含量高的食物为主，避免晚餐过度丰盛。临睡前尽量不进食，如觉得饿可以喝杯麦片、米浆减少饥饿感。牛奶虽有些许帮助安眠作用，但因其不易快速消化，睡前饮用反而可能干扰睡眠。

2. 睡前不抽烟

烟草中的尼古丁会使心搏加快、血压上升，临睡前抽烟有碍入睡。

第六节　行为障碍

行为障碍患者经常很早开始性行为、喝酒抽烟、使用非法物质，以及从事鲁莽冒险的行动（如飙车），这些不良行为会导致青少年被留校察看或退学、工作调适困难、法律纠纷、性病、意外怀孕，以及因意外或斗殴而受伤，这些问题也常使他们无法在普通学校就读、与父母同住。行为障碍症患者的自杀意念、尝试自杀以及自杀身亡的发生率也比一般人高，学业成就常低于其年龄、智能所应有的水准。行为障碍通常在儿童晚期或青春早期初发，多数患者到成人期会缓解，但部分患者进入成人期后仍继续表现反社会人格。

行为障碍患者没有同情心，也不关心别人的感受、愿望或福祉。尤其在状况不明的情境中，具有攻击性的患者时常将他人的意向当成敌对且具有威胁性的，对自己的攻击行为理直气壮。纵使他们表现出悔意也很难评估是否真心诚意，因为他们早已学会以表达后悔来减少或避免惩罚。这些患者随时准备好要告发其同伴，并将自己做的坏事诿过于人。患者的自尊心低，对挫折的容忍度低、易怒、爱发脾气及行事鲁莽，发生意外事件的概率也比一般人高。行为障碍症患者以男性较多，男性患者常表现为斗殴、偷窃、攻击行为，以及学校管教困难；女性患者较多表现为说谎、逃学、逃家、滥用药物。

行为障碍症的流行率，因使用的诊断标准宽严不同，而有很大的出入。根据调查发现，一般人口中有 2% ~ 10% 的人符合行为障碍的诊断，中位数是 4%。基本上，行为障碍的流行率是青少年高于儿童，男生高于女生。在矫正机构的青少年流行率是 23% ~ 87%。

一、行为障碍的病因

促使行为障碍发生的因素有：父母的拒绝与疏忽；婴儿时期难以被安抚；遭受身体或性虐待；早期缺乏指导；早年生活于收养机构中，频繁更换照顾者；家庭成员众多；与品行不端的人交往，以及某些类型的问题家族。有些行为障碍患者有注意力缺陷多动症的症状，而且多半曾经是暴力的受害者；他们之所以有反社会行为问题，在于他们不具有足够的社会能力和学业能力来适应成长过程中所遭遇的种种挑战，他们常呈现暴力倾向，退缩和晚熟等行为模式，行为障碍患者是青少年暴力犯罪最严重的一类人。

行为障碍的成因通常根源于社会化的失败，多数起因于无能的家长，如混乱的、忽略的或是虐待的家庭生活，过于严厉或松散、不一致的管教态度，以及负面的反社会行为态度示范，使孩子无法发展出在教育和社会关系当中适当的习惯和能力。长期遭受家庭或父母伤害的孩子，往往成为行为障碍的高危人群。

二、行为障碍的分类

与行为障碍有关的诊断，从轻微到严重包括：反社会行为、适应障碍伴随行为问题、叛逆症，以及反社会人格障碍，分别说明如下。

（一）反社会行为

反社会行为本身并不构成心理疾病，对于儿童和青少年单一行为违规或偶发反社会行为，即属于单纯的反社会行为，可能需要行为辅导，也可能不需要。

（二）适应障碍伴随行为问题

适应障碍是一个常见的、轻微的心理疾病，患者通常面临一些压力或生活事件时，以致产生情绪或行为上的问题。如果儿童和青少年在明显的压力之下，适应不良，并且出现行为问题，例如逃家、逃学、破坏公物、乱开车、打架滋事等，我们可以认定该行为问题属于适应障碍伴随行为问题。

（三）叛逆症

在症状的严重程度上，叛逆症是介于适应障碍伴随行为问题和行为障碍之间的一种心理疾病。据统计，一般儿童和青少年人口当中，有1%～11%的人可能罹患叛逆症，平均流行率是3.3%。主要的症状包括：①经常发脾气；②经常与大人争吵；③经常不服大人管教，不守规则；④经常故意惹恼别人；⑤自己犯错，常责怪别人；⑥容易被人惹得恼火；⑦经常生气和不满；⑧经常恶作剧或报复他人。叛逆症的诊断标准是有上述症状四个或更多，上述症状超过6个月，行为困扰的程度显著干扰社交、学习或工作，以及没有其他心理疾病可以更适合的解释症状。

（四）反社会人格障碍

如果罹患行为障碍的人年龄超过18岁，那么其诊断有可能需要改变为反社会人格障碍了，因为在成年后才可做人格障碍的诊断，是指一个人全面性的、慢性的障碍。反社会人格障碍的主要症状包括：经常做出违法行为；经常为了个人的利益而欺骗别人；个性冲动，会暴力攻击他人；不关心也不顾别人的安全；经常对家庭和工作不负责任；对自己的罪行不会觉得后悔等。

三、行为障碍的诊断

（一）诊断标准

许多儿童和青少年呈现至少一种的偏差行为，而被诊断为行为障碍。行为障碍的特质是侵犯他人基本权益，或违反与其年龄相称的社会标准或规范的重复而持续的行为模式。其行为可分为：攻击性行为，造成或威胁他人或动物的身体伤害；非攻击性行为，造成财产损失或破坏、欺诈或偷窃，及严重违反规范。在过去一年间表现至少三种上述行为，其中一种行为发生于过去6个月之内，此行为障碍会造成青少年社会、学业或职业功能的重大损害。简单地说，下列15项行为症状中，如果儿童、青少年在过去一年中符合至少三项时，就可以诊断其罹患行为障碍。

1. 攻击他人或动物

①经常霸凌、威胁或恐吓他人。

②经常打架。

③曾使用可严重伤人的武器（如棍子、砖块、玻璃瓶子、刀、枪）。

④曾对他人施加冷酷的身体凌虐。

⑤曾对动物施加冷酷的身体凌虐。

⑥曾直接对受害者进行窃取（如街头抢劫、抢钱包、勒索、持械抢劫）。

⑦曾逼迫他人进行性行为。

2. 毁坏财物

①故意纵火，意图造成严重破坏。

②故意毁坏他人财物。

3. 欺骗或偷窃

①闯入别人的房子、建筑物或汽车。

②经常说谎以取得财物或好处，或者逃避义务。

③曾在未直接面对受害者的情境下，窃取值钱的物件。

4. 重大违规

①不顾父母的禁止，经常深夜在外，13 岁之前就有此行为。

②在与父母或父母代理人同住时，曾逃家至少两次，或是曾有一次长期逃学不归。

③ 13 岁之前开始经常逃学。

四、行为障碍的心理治疗

对于行为障碍和叛逆症患者的治疗，主要是咨询辅导与心理治疗。

一般而言，青少年的心理与情绪比较不稳定、反叛权威，在独立和依赖之间挣扎，以及性心理的发展等。因此，治疗重点在于医生有能力解读、接触行为障碍患者内心的冲突和不满，有耐心和诚意与他们进行沟通。

心理医生或其他的专业助人工作者的生活脉络和经验，往往和这些行为障碍患者大相径庭，导致临床工作的挫折和失败。如何理解行为障碍患者的内在世界，如何理解心理医生本身的冲击，可能是从事协助行为障碍患者相关辅导工作的起点。

基本上，多数行为障碍患者是"带伤"长大的孩子，家长、教师或医生如果想要和他们建立良好的关系，并且进一步去帮助他们，首先要了解和接纳他们的成长背景和心路历程，否则很难和他们建立长久而正向的关系。

第七节　适应障碍

适应障碍的产生通常有至少一种外在的压力事件，例如失恋、离婚、失业、考试落榜、投资失利、亲人过世，或者经济困难等。这些压力事件有时候超过个人的适应能力，以致产生适应困难的症状。生活中遇到适应困难，人难免会心情沮丧或不舒服，如果这些症状超过一定程度，以致干扰学业、职业或人际关系时，就有可能罹患适应障碍。

适应障碍因为伴随症状的不同，可以分为三种：适应障碍伴随抑郁（如抑郁的情绪、经常想哭、感觉无助）、适应障碍伴随焦虑（如神经质、过分忧虑及担心恐惧等），以及适应障碍伴随行为问题（如逃学、破坏公物、无节制地饮酒、打架滋事或无责任感等）。

以上三种适应障碍症状可能会单独或同时出现。虽然适应障碍是一个比较不确定且模糊的诊断，但因其名称具有表面效度，当患者不适用于其他诊断时，有时会暂时诊断为适应障碍。再者，因适应障碍强调在明显具体的压力源下，个体所产生的心理失衡状态，也较易被大众所接纳，而不致产生刻板或污名化的现象，因此常用于诊断初诊或急诊的患者。

适应障碍是一种常见的心理疾病，根据调查发现，求助心理健康机构的门诊患者当中，有 5%~20% 的人罹患适应障碍。

一、适应障碍的病因

适应障碍主要是由于患者面临生活上的压力事件，一时适应不来而产生的心理症状。适应障碍的成因可以分为个人因素和环境压力因素。个人因素包括个人平常的适应能力是否良好、心智是否成熟、是否曾经罹患生理或心理疾病等；环境压力因素包括压力事件的性质是急性还是慢性、压力严重的程度，以及环境与社会的支持程度等。

二、适应障碍的诊断

（一）诊断标准

一个人在面临至少一种明显的心理社会压力产生适应不良，出现临床上的情绪或行为症状，并且符合下列五个标准时，就可能罹患适应障碍：①这些症状必须在压力源初发后3个月内发生；②这些症状造成社会或职业（包括学业）功能的重大损害；③这些症状无法用其他心理疾病做更好的解释；④这些症状不是由于亲人过世的伤恸反应；⑤这些症状在压力源停止后6个月内即消失。但若为慢性压力源，则可能持续更久。

根据适应障碍的症状表现，可以区分为下列6种亚型：①适应障碍伴随焦虑，例如心悸、异常敏感、神经质及烦躁不安，必须与焦虑症作区别诊断；②适应障碍伴随抑郁情绪，如心情沮丧、易流泪及产生无望感，必须与严重抑郁症及单纯丧亲伤恸作区别诊断；③适应障碍伴随焦虑与抑郁情绪，患者同时呈现焦虑与抑郁的相关症状，但不符合明确的焦虑症或抑郁症；④适应障碍伴随行为问题，侵犯他人权利、漠视社会规范，如逃学、破坏行为、鲁莽驾驶、打架等，而必须与行为障碍症及反社会人格障碍区别；⑤适应障碍伴随情绪及行为问题；⑥非特定型适应障碍，如对身体疾病诊断的不适当反应极力否认、对治疗的严重不合作态度及社会退缩等现象。

（二）鉴别诊断

适应障碍、创伤后应激障碍，以及急性应激障碍都是因为外在压力所造成的心理疾病，因此必须加以区别。引起适应障碍的压力是一般的生活压力，是平常容易遭遇的事件，例如失业、失恋、离婚、配偶外遇、考试或事业失败等。适应障碍的病程通常不会超过6个月，因为压力事件一旦消失或解决，患者也就不再有适应障碍了。另一方面，患者经过6个月之后，即使压力事件还在，患者也会发展出一些应对压力的技巧或方法。

引起创伤后应激障碍和急性应激障碍的压力源是指非常严重的创伤事件，例如强暴、地震、战争、飞机失事、绑架等，由此可知，和适应障碍的压力源相比，创伤后应激障碍和急性应激障碍的压力源不是平常的生活压力事件，而是非常极端的意外事件。就病程而言，创伤后应激障碍的症状至少持续1个月，而急性压力症的症状至少持续2天，至多1个月。就严重程度而言，创伤后应激障碍比急性应激障碍严重而持续。

三、适应障碍的治疗

适应障碍是一种轻微的心理疾病，主要的治疗方法是心理咨询或心理治疗。经过适当的心理咨询或治疗，大部分患者可以在6个月内恢复病发前的状态。心理治疗的目标主要在于降低压力源的影响、提高患者应对压力的能力，以及维护良好的心理功能与支持系统。用来治疗适应障碍的心理治疗理论，包括认知行为治疗、人际历程治疗、心理动力治疗，或者一般的心理咨询。适应障碍患者通常不需要接受药物治疗，除非患者对心理治疗的反应不佳，或者患者合并其他心理疾病。一般儿童或青少年（包括大学生、研究生）如果罹患适应障碍，通常可以在学校的辅导处或咨询中心获得心理咨询。

四、心理卫生教育

适应障碍的发生与生活压力及患者对环境不适应有关，因此若能适当预防患者内外在的心理压力，定能强化其人格及健全心理状态，以下有3种方式可供参考。

（一）稳定的支持系统

若个体的生活中有稳定的支持系统，当出现适应障碍的症状时，能找到亲友协助，而快速解决情绪或行为困扰；或与人交往密切，尽管出现适应障碍症状时隐忍不说，也有比较多的机会让他人发现其障碍，以提供心理支持或协助就医。

（二）健康的身体

研究发现，若个体能适度规律运动，可以有效预防压力性疾病，亦能增强对压力的免疫，也可避免其他生理疾病的产生。

（三）适度宣泄压力

当个人的压力日积月累，就很容易突然爆发，这会对个人的身心造成伤害。若个人能在平日对自己的压力状态有所觉察，并采取适当的宣泄方式，能有效预防适应障碍的发生。

第八节　精神分裂症

精神分裂症，旧称早发痴呆，是最常见的精神障碍之一，一般占精神病住院患者的50%～80%。其主要症状为思维障碍、情感失调，以及脱离现实的行为。其病程长短不一，易复发，多次发病者可转入慢性状态。

一、精神分裂症的病因

本病的病因尚未明了。目前研究认为病因与神经生化因素、遗传因素有关，其发病机理是体内代谢障碍，而心理因素、环境因素起促发作用。

神经生化因素：①多巴胺功能亢进假说；②谷氨酸生化假说；③5-羟色胺功能过度假说。

遗传因素：来自国外的家系调查发现，本病患者近亲中的患病率比一般居民高数倍。与患者血缘关系越近，患病率就越高。

心理因素：美国精神病学家和社会学家经过研究调查发现该病的患病率与社会阶层呈负相关，低经济水平阶层的患病率最高。

环境因素：环境中的心理应激和躯体疾病的影响，一直是本病病因学研究的重要方面。

二、精神分裂症的流行病学

该疾病多起于青年期，16～35岁的发病者最多，40岁以后的发病者较少。男女两性发病率无明显差异。至今尚无确切的发病率，根据国际精神分裂症试点调查资料18个国家20个中心，历时20多年调查，发现一般人群中精神分裂症的年发病率在0.02%～0.06%，平均发病率为0.03%。

三、精神分裂症的分类

一共分为单纯型精神分裂症、青春型精神分裂症、紧张型精神分裂症和偏执型精神分裂症4大类。各型之间可以互相转变。另外，也有不能明确分型，难以归入上述类型的，则称为混合型精神分裂症。下面仅讨论前面4种类型。

（一）单纯型精神分裂症的具体表现

单纯型精神分裂症多自青少年期缓慢起病。其主要表现为情感淡漠、生活懒散、工作或学习漫不经心、缺乏主动性等。

（二）青春型精神分裂症的具体表现

青春型精神分裂症多于青春期起病，常为急性或亚急性发病。其主要症状为思维散漫、行为紊乱、情感倒错，常有痴笑、扮鬼脸、赤身裸体或言行带性色彩等。

（三）紧张型精神分裂症的具体表现

紧张型精神分裂症发病年龄较早，发病较急，表现为木僵、缄默、抗拒、蜡样屈曲等运动障碍，有时可突然发生冲动伤人、毁物行为。

（四）偏执型精神分裂症的具体表现

偏执型精神分裂症多在 30 岁以后缓慢起病。其主要症状为各种妄想和幻觉，两者又相互加强，在幻觉和妄想影响下，可发生各种反常和危险行为。

四、精神分裂症的临床表现

（一）思维障碍

1. 联想障碍

轻度联想障碍表现为联想松弛，患者说话抓不住重点；进一步可呈现为思维散漫，此时患者说话或书写内容缺乏连贯性，东一句，西一句，让人无法理解；严重时可为思维破裂，内容支离破碎，语不成句，仅是些词的堆砌，不能表达任何意思。思维障碍还可表现为思维贫乏、思维中断或思维云集等。

2. 逻辑障碍

表现为逻辑倒错（非逻辑性思维）、矛盾观念、病理性象征性思维或语词新作。

3. 妄想

妄想是指缺乏客观事实根据，内容荒谬，但患者却坚信不疑的一种病态信念。精神分裂症常见的妄想有以下几种。①被害妄想。其最为常见，患者觉得本人或亲属处处遭到迫害，别人在背后议论、嘲讽自己，出门受人跟踪监视，或饮食被放毒等。患者可受妄想支配而拒食、逃跑、控告或采取自卫而攻击伤人。②关系妄想，或称牵连观念。患者将环境中与自己无关的事物都认为与自己有关，如认为别人的一举一动、报纸和广播的内容都是针对自己的恶意中伤，常与被害妄想同时存在，相互影响。③物理影响妄想，或称被控制感。患者认为自己的思想情感和行为都受外界某种仪器所支配而不能自主，可与被害妄想同存。④夸大妄想。坚信自己才智超群、地位不凡、财富极巨或系名门后裔。⑤其他。有嫉妒妄想（怀疑配偶不贞）、疑病妄想（怀疑自己得了顽疾怪症）、罪恶妄想（无端自责、自罪）、钟情妄想（坚信被某异性所爱）等。

4. 幻觉

幻觉指没有相应客观刺激作用于感官时出现的知觉体验。患者信以为真，行为常受幻觉影响。最常见的为听幻觉（幻听），患者听到有人议论、辱骂、嘲讽或对他的思想行为加以评论。也可出现幻视、幻味、幻嗅、幻触、内脏感受性幻觉及肢体运动感的幻觉。

（二）情感障碍

1. 情感淡漠

对本人应该关心的事物失去兴趣，对亲人冷淡无情，对工作、学习缺乏责任心，对切身事项毫不在乎。面无表情，语调平淡，漫不经心。

2. 情感倒错

悲喜失度，情感反应与其内心活动及外界环境不相协调。

3. 其他

有情绪不稳、抑郁、焦虑、欣快、痴笑及丧失羞耻感等。

（三）意志障碍

出现病态的意志要求，有的患者意向矛盾，模棱两可，犹豫不决。

（四）行为障碍

有不协调性兴奋（杂乱无章的言语增多）、木僵（不言不动、不吃不喝，僵直如木）、蜡样屈曲（肢体听凭摆布，如蜡样任人塑造）、抗拒、违拗（违抗检查者的指令）。

五、精神分裂症的药物治疗

药物治疗可以减轻或消除妄想、幻觉和思维障碍等症状。在急性症状消除以后，坚持使用抗精神病药物可以减少复发的可能。

精神分裂症是一种病程长、治愈率低、复发率高的重性心理障碍。有文献报道，精神分裂症患者在第一次发病治疗后，如果不坚持服药，不采取积极的康复措施，其复发率可达50%；5年内复发率可达80%，所以患者一定要坚持进行药物治疗。

（一）常用的药物

常用的药物包括典型抗精神病药物和非典型抗精神病药物。具体的典型抗精神病药物有氯丙嗪、奋乃静、氟哌利多等；非典型抗精神病药物有氯氮平、利培酮、奥氮平、阿立哌唑等。非典型抗精神病药物的不良反应较少，目前作为一线用药。

（二）药物可能出现的不良反应

典型抗精神病药物的不良反应较多，不作为首选药物；非典型抗精神病药物的不良反应较少，如胃肠道反应，对肝功能、血糖、血脂的影响，催乳素水平升高，锥体外系反应等。出现不良反应后，一定要定期（1个月）检查身体，发现问题应及时对症处理。

六、精神分裂症的治愈情况

本病的近期预后（1年内）取决于患者对治疗的依从性，不用药物治疗，70%～80%的精神分裂症会在1年内复发，维持用药可以使本病的复发率下降到30%。

本病的远期预后多种多样，1/3的患者可以获得明显而持续的改善；另有1/3的患者病情部分改善，并间断发作和遗留残疾；剩下1/3的患者病情严重且明显恶化。本病愈后良好的因素包括起病急、发病年龄较晚、病前有良好的社会技能等；愈后不良的因素包括发病年龄早、病前社会或职业技能差，有精神分裂症阳性家族史等。

参考文献

[1] 陈瑞领. 心理卫生与精神疾病 [M]. 郑州：河南科学技术出版社，2006.

[2] 付丽双. 精神分析疗法对精神分裂症患者康复的影响 [J]. 中国医药指南，2019，17（33）：101-102.

[3] 傅安球. 实用心理异常诊断矫治手册：第 5 版 [M]. 上海：上海教育出版社，2019.

[4] 高存友，任秋生，甘景梨. 心理压力与调控 [M]. 北京：九州出版社，2018.

[5] 黄凌谊. 心理咨询操作指南 [M]. 广州：广东高等教育出版社，2018.

[6] 黄乾坤. 心理咨询的设置 [M]. 沈阳：沈阳出版社，2019.

[7] 李海红. 抑郁症的个人中心疗法 [J]. 烟台教育学院学报，2004（4）：84-87.

[8] 李夏旭. 现代心理咨询实务 [M]. 上海：文汇出版社，2021.

[9] 李晓雯，袁欣，张瑾. 临床常见心理问题及心理护理 [M]. 北京：人民军医出版社，2008.

[10] 李智慧. 心理咨询的理论与方法 [M]. 北京：北京理工大学出版社，2019.

[11] 梁宝勇. 心理卫生与心理咨询百科全书 [M]. 天津：南开大学出版社，2002.

[12] 林家兴. 心理疾病的认识与治疗 [M]. 北京：首都师范大学出版社，2016.

[13] 刘小娟，田玉梅. 精神心理疾病护理与康复 [M]. 西安：陕西科学技术出版社，2018.

[14] 刘晓军. 现代精神疾病诊疗新进展上：第 2 版 [M]. 长春：吉林科学技术出版社，2019.

[15] 马洪涛，巩翠玉，张秋红. 心理健康与常见心理障碍的治疗 [M]. 昆明：云南科技出版社，2009.

[16] 施剑飞，骆宏. 心理危机干预实用指导手册 [M]. 宁波：宁波出版社，2016.

[17] 田博. 现代精神疾病诊疗与心理卫生 [M]. 北京：科学技术文献出版社，2019.

[18] 王玲. 心理卫生 [M]. 广州：暨南大学出版社，2012.

[19] 王伟冰. 积极认知行为疗法与认知—行为疗法的对比研究 [D]. 泸州：泸州医学院，2012.

[20] 王远银，郑春蕾，史鸿桦. 心理咨询与辅导 [M]. 成都：电子科技大学出版社，2018.

[21] 徐桂娟. 常见精神障碍预防与治疗 [M]. 沈阳：沈阳出版社，2018.

[22] 严进. 常见心理问题及调节方法 [M]. 北京：军事医学科学出版社，2011.

[23] 姚峰. 质性研究方法对米纽庆家庭治疗四步模式的修正——对 7 例家庭治疗个案的分析 [J]. 合肥学院学报（综合版），2021，38（4）：126-132.

[24] 张伯全. 精神疾病理论进展与临床实践 [M]. 哈尔滨：黑龙江科学技术出版社，2020.

[25] 张松. 心理咨询与治疗 [M]. 武汉：武汉大学出版社，2016.

[26] 郑直. 心理咨询与治疗技术 [M]. 北京：知识产权出版社，2018.